QUE SAIS-JE ?

L'hôpital

JEAN DE KERVASDOUÉ

Cinquième édition mise à jour
15e mille

puf

ISBN 978-2-13-063407-2
ISSN 0768-0066

Dépôt légal – 1re édition : 2004
5e édition mise à jour : 2015, mars

REMERCIEMENTS

Cet ouvrage en est à sa cinquième édition. À l'origine, il a été rédigé grâce à la collaboration de Jean-Marc Macé pour la partie géographique et de la regrettée Françoise Lucas-Fontaine pour la documentation. Qu'ils soient ici chaleureusement remerciés.

Nous exprimions également notre reconnaissance dans la première édition à M. Jean-Yves Delanoë qui fut directeur de l'hôpital de Lagny, M. Jean-Louis Segura, à l'époque de la première édition, directeur de l'agence régionale de l'hospitalisation de Bourgogne et au docteur Vincent Leroux pour nous avoir autorisés à reproduire ici des documents leur appartenant.

Cette édition a été mise à jour avec l'aide de mes collègues, les professeurs Macé et Sommer, à qui vont aussi mes remerciements.

Introduction

UNE ORGANISATION COMPLEXE

L'hôpital est une institution qui semble familière. Son fonctionnement, les règles qui la gouvernent demeurent toutefois assez mal connues, d'autant qu'elles connaissent de très rapides évolutions. Ainsi, en 2009 une loi, dite « hôpital, patient, santé et territoire » est venue modifier encore la gouvernance de cette vieille institution. L'objectif de cet ouvrage est de permettre au lecteur d'appréhender l'organisation hospitalière, de saisir les étapes qui en rythment la vie, de connaître ses acteurs, leurs rôles, leurs contraintes et leurs intérêts.

Cette organisation porte la marque de notre époque, de ses exigences, de la science médicale, mais aussi de l'histoire. Depuis à peine plus d'un siècle, les découvertes scientifiques et leurs applications ont bouleversé la compréhension du corps humain et la pratique de la médecine. L'hôpital a accompagné cette évolution en gardant souvent les valeurs du passé pour ce qu'elles ont de meilleur, mais en ne réussissant pas toujours à se libérer d'archaïsmes pesants.

En cette deuxième décennie du XXIe siècle, en France, l'hôpital soigne et prend en charge tous les malades. On y naît et on y meurt[1], on y accueille 24 heures sur 24, et souvent gratuitement, toutes les détresses, toutes les maladies et accidents, ceci sans discrimination d'origine, de sexe ou de fortune. Peu de pays au monde,

1. En 2006, selon l'INSEE (état civil), 70 % des Français sont morts dans une institution sanitaire ou médico-sociale.

même quand ils sont riches, offrent ce type de service à leurs concitoyens.

L'hôpital est le centre de référence local ou régional des techniques médicales, car elles sont onéreuses. Un système de planification en vigueur depuis plus de quarante années tente de les répartir équitablement sur le territoire national. Il en est ainsi de l'expertise médicale et paramédicale de plus en plus spécialisée sans laquelle ces substances, appareils, salles dédiées utilisant toutes les techniques contemporaines[1] ne seraient que curiosités inutiles ou objets de décoration plus ésotériques qu'esthétiques. L'hôpital est au centre du réseau des savoirs et des techniques médicales.

L'hôpital est un lieu de recherche et d'enseignement surtout dans les centres hospitaliers et universitaires (CHU), mais aussi, tout au moins en principe, dans les autres établissements hospitaliers.

Enfin, l'hôpital doit aussi se consacrer à la prévention et à l'éducation pour la santé, rôle qu'il remplit avec plus ou moins de détermination et d'efficacité selon les disciplines et les personnes concernées.

L'hôpital est donc par nature une organisation complexe de par la multiplicité des rôles, des acteurs, des techniques et des attentes souvent contradictoires du public et des autorités de tutelle.

L'hôpital est un hôtel[2] sans aucune période de fermeture.

Il est le bâtiment civil qui, pour sa construction, après la centrale nucléaire, fait appel au plus grand nombre de corps de métiers. De très nombreux réseaux le

1. Les technologies biomédicales utilisent aussi bien les nouveaux matériaux (nanotechnologie, plastique, verre, acier…) que l'électronique, l'informatique, l'optique du microscope au laser en passant par la fibre optique, la radiologie, les ultrasons, la résonance magnétique nucléaire et, le plus souvent, combinent toutes ces techniques.

2. Plus de 50 % de la blanchisserie industrielle française est hospitalière !

parcourent : réseau d'eau chaude à haute température pour éviter la prolifération des légionelloses, réseau d'eau froide, réseaux de gaz médicaux, téléphoniques, informatiques (y compris des réseaux d'images médicales), Wi-Fi, électriques, réseau de vide, réseau d'égouts… Les hôpitaux modernes disposent en outre de transporteurs automatiques de charges légères (prélèvements divers pour examens de laboratoire, dossiers médicaux…) et de charges lourdes : des « tortues »[1] acheminent le linge, les repas et autres charges pondéreuses. Les ascenseurs, la « circulation verticale », sont la plaie de tous les directeurs d'hôpitaux – il n'y en a jamais assez, ils tombent en panne, sont l'objet de dégradations et, quand on tente de les dédier aux membres du personnel, aux visiteurs, aux brancardiers, à l'évacuation des déchets et linges souillés, ces usages réservés ne sont jamais véritablement respectés.

La recherche nécessaire de la stérilité dans tout l'hôpital, et d'abord au bloc opératoire et dans les chambres accueillant des malades immunodéprimés, requiert une organisation et des équipements spécifiques et surtout une vigilance de chacun, à chaque instant.

L'usage de produits radioactifs s'accompagne de précautions particulières, y compris dans l'évacuation des déchets et des substances absorbées par le malade…

Sans nuire à la prise en charge de l'urgence, l'organisation hospitalière doit être d'une prudence attentive et méticuleuse.

L'hôpital doit, on le constate encore, répondre à des exigences contradictoires. Il lui faut, nous l'avons vu, accueillir le public et se conformer à des normes

1. Ces chariots électriques programmables parcourent l'hôpital et prennent seuls les ascenseurs pour conduire leur charge à destination. Le qualificatif de « tortue » provient de leur lenteur de déplacement et des charges qu'ils semblent porter sur leur dos.

d'asepsie difficilement compatibles avec une ouverture sur la ville[1], pleinement justifiée par ailleurs.

Les urgences accueillent de façon imprévue par essence toutes les détresses de la cité : maladie somatique ou mentale, coma, accident, tentative de suicide… L'hôpital est le seul lieu d'accueil permanent du désordre et des détresses de nos contemporains et de notre vie en société.

Comme toute organisation, l'hôpital cherche aussi l'ordre. Il tente de programmer les admissions, les interventions médicales ou chirurgicales et les sorties des patients pour, à son tour, planifier les charges de travail du personnel et accueillir de nouveaux patients. L'organisation des équipes a pris une importance centrale depuis que, dans cette activité de main-d'œuvre, sont appliqués les trente-cinq heures et les règlements européens qui plafonnent la durée maximale hebdomadaire à quarante-huit heures et obligent à une récupération immédiate tous ceux qui viennent de prendre une nuit de garde.

L'hôpital public enfin doit respecter, nous y reviendrons, plus de 40 familles de règlements très hétérogènes depuis le Code des marchés publics, en passant par les normes incendies, les nouvelles « vigilances » qui concernent le sang et ses dérivés, les médicaments, le matériel médical, le libre accès des patients à leur dossier, le respect des procédures de la Commission nationale informatique et liberté (CNIL)… Si chacun de ces règlements n'est pas sans justification, il n'est pas déraisonnable de penser qu'ils sont vraisemblablement inapplicables simultanément et qu'un directeur qui doit privilégier la qualité, la continuité et la permanence des soins est aussi un directeur qui prend le risque d'être

1. Nous sommes tous porteurs de germes et, notamment, la propreté de nos semelles de chaussures, loin d'être parfaite, fait entrer la rue dans l'hôpital.

poursuivi et condamné pour non-respect de tel ou tel de ces règlements ou de telle ou telle de ces normes. Dans ce secteur également, l'excès de précaution conduit à l'insécurité juridique.

Être responsable de tout ou partie d'un hôpital c'est, pour les mêmes raisons, exercer un des plus beaux métiers que l'on puisse imaginer. Le lecteur conçoit la richesse, la diversité, l'importance humaine, sociale, politique mais aussi économique de cette très ancienne et très moderne institution, le plus souvent premier employeur de la commune et du canton qui l'accueille[1]. Elle est au centre des aspirations contradictoires de nos contemporains. Elle ne peut être comprise, gérée et, le cas échéant, réformée que si ses dimensions économiques, organisationnelles, scientifiques et techniques, philosophiques et éthiques sont analysées.

Chaque génération, chaque époque recherche un équilibre par essence instable. La France, souvent mieux que d'autres pays occidentaux, a réussi cet exercice au cours des dernières décennies, même si, dans les pages qui vont suivre, il nous arrivera d'être critique et de penser que l'hôpital français pourrait encore mieux remplir les rôles qui lui ont été depuis toujours assignés.

1. C'est notamment le cas à Paris où l'AP-HP est, avec environ 100 000 personnes, médecins inclus, le premier employeur de la région parisienne.

Chapitre I

LA DIVERSITÉ HOSPITALIÈRE : DESCRIPTION, ORIGINE ET CONSÉQUENCES

I. – Décrire l'institution

Depuis la loi du 21 juillet 2009, loi « hôpital, patients, santé et territoire », dite HPST, tous les établissements publics participent de droit au service public hospitalier, les autres, sous certaines conditions, tous les autres donc, le peuvent aussi.

Le terme « hôpital » cache une diversité juridique, institutionnelle, médicale et géographique. Elle s'explique notamment par l'histoire et les missions plus ou moins spécifiques de chaque établissement hospitalier.

1. **La diversité juridique et institutionnelle.** L'usage a consacré en France la distinction entre « hôpital public » et « clinique privée ». Nous nous y serions tenus si les établissements de santé privés d'intérêt collectif (ESPIC), anciennement qualifiés de participants au service public hospitalier (PSPH), qui ont une importance (14 % des lits) somme toute assez proche de celle des établissements privés à but lucratif (19 %), n'étaient pas aussi des « hôpitaux ». En outre, depuis quelques années, certaines cliniques privées se font appeler « hôpital privé ». En France, fort de nos habitudes et du poids politique des hôpitaux publics, le législateur recourt au néologisme « d'établissement de soins ». Les étrangers ne s'embarrassent pas de

ces difficultés et utilisent le terme d'hôpital, quel que soit le statut juridique[1].

Il nous a donc semblé impossible d'ignorer dans cet ouvrage les établissements de soins à but lucratif, les cliniques privées, même si nous ne pouvons le plus souvent que les évoquer en soulignant leurs éventuelles différences avec les hôpitaux publics mais sans entrer dans le détail de leur organisation tout aussi complexe.

La distinction public/privé n'est d'ailleurs ni simple ni unidimensionnelle. Par exemple, des institutions, comme les centres de lutte contre le cancer qui sont la propriété exclusive de l'État, ont pour président du conseil d'administration le préfet du département, mais demeurent des institutions de droit privé et, à ce titre disposent d'une convention collective spécifique et ne sont pas soumises au Code des marchés publics...

Le tableau 1 ci-après tente de présenter les principaux caractères de chaque grande catégorie d'établissements de soins.

La référence est l'hôpital public.

Cet établissement public, auquel s'applique le droit public, dont les membres du personnel sont des agents des fonctions publiques[2] *et très majoritairement de la fonction publique hospitalière (titre IV), reçoit une dotation de financement des caisses d'assurance-maladie dont la majeure partie est fonction de son activité en application des principes de la tarification à l'activité (T2A). Il est habilité à recevoir des subventions de l'État.*

1. En anglais, une *clinic* est un centre de consultation externe.

2. Par ordre décroissant : la fonction publique hospitalière pour la très grande majorité (titre IV), la fonction publique de l'État (titre II), notamment pour les enseignants de facultés de médecine et le personnel des hôpitaux des armées et beaucoup plus rarement la fonction publique territoriale (titre III).

Tableau 1. – **Diversité juridique et institutionnelle**

	Statut juridique	*Juridictions compétentes*	*Financement**	*Réglementation de référence en matière sociale*
Hôpitaux publics	Établissement public de santé avec service de santé des armées	Tribunaux administratifs, chambres régionales et Cour des comptes	Tarification à l'activité et dotation issue des missions générales d'aide à la contractualisation (MIGAC)	Fonctionnaire du titre IV de la fonction publique (fonctionnaire du titre II)
Établissements de santé privés d'intérêt collectif	Associations, fondations, congrégations…	Toutes les juridictions civiles et tribunaux administratifs	Tarification à l'activité et dotation issue des missions générales d'aide à la contractualisation (MIGAC)	Convention collective : « FEHAP »
Centre de lutte contre le cancer	Statut spécifique, ordonnance de 1946	Toutes les juridictions civiles, tribunaux administratifs et Cour des comptes	Tarification à l'activité et dotation issue des missions générales d'aide à la contractualisation (MIGAC)	Convention collective : « CRLCC »
Cliniques ou « hôpitaux privés » à but lucratif	Tous les montages juridiques de droit privé existants sont possibles notamment SA, SARL…	Toutes les juridictions civiles, juridiction de la Sécurité sociale, tribunaux administratifs	Tarification à l'activité et dotation issue des missions générales d'aide à la contractualisation (MIGAC)	Convention collective : « FHP »

* Attention ! Si les modalités de financement sont similaires, l'échelle des tarifs et leur montant ne sont pas les mêmes pour les établissements à but lucratif, même s'il s'agit dans tous les cas de tarification à l'activité.

Pour les autres établissements, rien n'est systématique, rien n'est simple :

– les hôpitaux privés à but lucratif et les cliniques privées peuvent participer au service public hospitalier, c'est le cas de la majorité des établissements hospitaliers privés qualifiés donc, dans ce cas, « d'établissements de santé privés d'intérêt collectif (ESPIC) ». C'est, en revanche, encore l'exception pour les établissements privés à but lucratif, peu d'entre eux depuis la loi du 31 décembre 1970 avaient en effet signé une concession de service public ;

– depuis la loi de 2009, il n'y a plus de « statut public » des établissements, mais 14 « missions de service public hospitalier », en principe ouvertes à tous. Toutefois, le gouvernement au pouvoir depuis mai 2012 a fait savoir qu'il réserverait les missions de service public aux établissements dont tous les médecins sont conventionnés au secteur 1 (sans dépassement d'honoraires), ce qui exclut de fait pratiquement tous les établissements privés à but lucratif. La Fédération hospitalière privée (FHP) a obtenu du gouvernement qu'il retire cette condition. En février 2015, la loi de 2009 est toujours en vigueur et les agences régionales de santé (ARS) peuvent confier à tout établissement telle ou telle mission de service public, et les inscrire dans le contrat pluriannuel d'objectifs et de moyens (CPOM) qu'elles signent avec cet établissement. Comme pour toutes les personnes morales de droit public qui gèrent un service public administratif, aux hôpitaux s'applique quasi exclusivement le droit public dont le contentieux relève des juridictions administratives. Cependant, la dernière réforme de 2009 introduit la sphère privée au sein du public, notamment avec la possibilité pour les établissements publics de santé d'établir des contrats de droit privé avec un certain type de personnels médicaux dits « cliniciens hospitaliers ». En revanche, un établissement hospitalier privé est potentiellement concerné par tous les types de juridictions : publiques pour l'autorisation d'exercer et les équipements « lourds »[1], civiles, de commerce, prud'homales, de la Sécurité sociale, sans parler de la juridiction ordinale pour les médecins exerçant dans ces établissements ;

– le personnel des hôpitaux publics dépend, dans sa plus grande partie, des statuts de la fonction publique, celui des hôpitaux ESPIC relève de la convention collective de la Fédération des établissements hospitaliers et d'assistance privés (FEHAP) et celui des cliniques privées de la convention collective de la Fédération de l'hospitalisation privée (FHP).

Cette liste n'est pas complète : dans les centres de lutte contre le cancer (CLCC) s'applique une convention collective : la convention de la Fédération nationale des centres de lutte contre le cancer (FNCLCC). Enfin, le personnel d'établissements sociaux gérés par l'une ou l'autre de ces institutions, notamment celui des maisons de retraite, peut être rattaché à la convention collective de l'Union nationale interfédérale des œuvres et organismes privés sanitaires et sociaux (UNIOPS) ;

– les médecins des hôpitaux peuvent être fonctionnaires de l'Éducation nationale, pour ceux qui jouissent d'un statut universitaire[2] ; toutefois, la majorité d'entre eux, les praticiens hospitaliers (PH), sont des contractuels de droit public. Ils peuvent également, pour ceux qui exercent en « clinique ouverte », avoir un statut libéral. Dans les établissements ESPIC, pour les médecins, la règle est le salariat et dans les cliniques privées la règle est le statut libéral, c'est-à-dire celui de médecin

1. Les équipements dits « lourds » sont ceux qui requièrent de la part de l'État une autorisation pour être installés : poste de dialyse, appareil à résonance magnétique nucléaire (RMN), scanner…

2. Maître de conférences des universités praticiens hospitaliers (MCU-PH) et professeur des universités praticiens hospitaliers (PU-PH).

payé à l'acte par ses patients et lié par un autre contrat explicite ou tacite à l'établissement dans lequel il exerce. Cette règle souffre des exceptions : il peut y avoir des médecins libéraux dans les établissements ESPIC et des praticiens salariés dans les établissements privés ;

– les hôpitaux publics et ESPIC reçoivent encore pour quelques-uns, de la part de l'assurance-maladie, une dotation globale de financement calculée en fonction de leur activité[1] (voir chapitre IV) tandis que les établissements privés à but lucratif (les cliniques) sont financés par leurs malades, mais ceux-ci, quand ils ont une assurance complémentaire, ne déboursent rien et, quand ils n'en ont pas, ne payent que le tiers payant, la partie remboursée par la caisse d'assurance-maladie étant directement versée par celle-ci à l'établissement. Dans ce dernier cas, la facture distingue d'une part ce qui va à l'établissement (fonction de la cause de l'hospitalisation) et, d'autre part, les honoraires des médecins.

L'économiste pourrait s'étonner que coexistent sur un même marché des institutions concurrentes avec des règles de fonctionnement aussi hétérogènes. Il oublierait ce faisant que, s'il y a concurrence entre établissements de soins, elle ne se fait pas par les prix : la consommation de soins hospitaliers est pour tous les Français quasiment gratuite, quelle que soit l'institution choisie par le patient (sous réserve de prestations de séjour particulières : télévision, etc.).

2. **La diversité institutionnelle des hôpitaux publics.** – En pratique existent quatre catégories d'établissements : les CHU (30 établissements), les CHR qui ne sont pas CHU (deux établissements), les centres

1. Une tarification individuelle devrait de nouveau apparaître dans les établissements publics en 2012 ou 2013.

hospitaliers (618)[1] et les hôpitaux locaux (334), les hôpitaux généraux et les hôpitaux locaux. L'hôpital local ne traite pas de patients en court séjour, il est devenu l'hôpital gériatrique de la France rurale. Il n'y a pas d'hôpital « local » en zone urbaine, l'hôpital général joue le rôle d'hôpital de proximité.

Tableau 2. – **Établissements de santé au 31 décembre 2007**

Catégorie d'établissements	*Établissements ou entités juridiques*	*Total des lits et places*	*Nombre de places*
Secteur public			
Centre hospitalier régional (CHR/CHU)	32	75 374	8 934
Centre hospitalier	494	155 434	12 017
Centre hospitalier spécialisé en psychiatrie	88	26 208	14 243
Hôpital local	340	21 294	66
Autres établissements	19	1 893	173
Total public	*974*	*280 203*	*35 433*
Secteur privé			
Établissement de soins de courte durée (2)	751	79 778	11 088
Centre de lutte contre le cancer (CLCC)	20	2 833	620
Établissement de lutte contre les maladies mentales	240	17 699	4 955
Établissement de soins de suite et de réadaptation	662	46 290	4 114

1. Avec les établissements psychiatriques, juridiquement aussi « centres hospitaliers ».

Établissement de soins de longue durée	95	5 750	25
Autres établissements	32	1 540	235
Total privé	*1 800*	*153 890*	*21 037*
Total public et privé	*2 774*	*434 093*	*56 470*

Source : INSEE, les tableaux de l'économie française, 2010 et DREES, 2011. (Il ne faut pas attribuer une trop grande précision à ces chiffres, tant ils varient selon les sources, néanmoins les ordres de grandeur sont exacts à plus ou moins 2 %.)

Comme le tableau 2 ci-dessus l'indique, les hôpitaux locaux sont non seulement plus petits que les centres hospitaliers, mais surtout ils ne peuvent avoir pour discipline de soins de courte durée que la médecine et non la chirurgie et l'obstétrique. À la croisée du sanitaire et du médico-social, ils dispensent des soins de courte durée en médecine (avec ou sans hébergement), des soins de suite et de réadaptation (avec ou sans hébergement) et des soins de longue durée (USLD : unités de soins de longue durée).

S'il recourt aujourd'hui à des praticiens hospitaliers temps plein ou temps partiel, le corps médical libéral assure en effet presque toujours l'essentiel des soins médicaux qui y sont prodigués. Leur activité, est nous l'avons vu, surtout gériatrique. Si, en principe, ces établissements devaient aussi être financés à l'activité, cette réforme a été maintes fois reportée et l'est, en principe, jusqu'au 1er mars 2015. Ils sont toujours financés dans le cadre d'une enveloppe de dotation annuelle de financement (DAF).

En pratique, on distingue aussi toujours les établissements spécialisés dans la prise en charge des malades mentaux appelés autrefois « asiles », puis hôpitaux psychiatriques, puis encore centres hospitaliers spécialisés (CHS) même si le terme de CHS n'a plus cours :

– les 32 centres hospitaliers régionaux (CHR) disposent, en principe, de toutes les spécialités cliniques médicales et chirurgicales ainsi que de tous les moyens d'investigation que permettent aujourd'hui la biologie et l'imagerie contemporaines. Ils sont la référence médicale de la région ;

– les 30 centres hospitaliers régionaux et universitaires (CHRU), ou tout simplement CHU, sont aussi des CHR[1] ; ces établissements sont, selon les termes de la loi du 31 juillet 1991, « les centres hospitaliers régionaux ayant passé une convention au titre de l'ordonnance n° 58-1373 du 30 décembre 1958 avec une université comportant une ou plusieurs unité(s) de formation et de recherche médicale, pharmaceutique ou odontologique… ».

Aux trois CHU de Paris, de Lyon et de Marseille s'appliquent, du fait de leur taille, des règles de fonctionnement légèrement différentes des autres. L'Assistance publique-Hôpitaux de Paris (AP-HP), administrativement un des hôpitaux publics, jouit en fait d'une place singulière du fait de sa taille : elle représente 10 % des dépenses des hôpitaux français, emploie environ 100 000 agents, est le plus gros employeur de la région parisienne et répartit son activité sur 47 sites, rassemblés au sein de 14 groupements distincts dans le cadre d'un plan stratégique 2010-2014. Un grand nombre d'excellentes équipes de réputation internationale y pratiquent ;

– les 530 centres hospitaliers se distinguent les uns des autres par le nombre et l'importance des spécialités qu'ils offrent à la population de leur zone d'attraction. Certains sont de quasi-CHR, comme Mulhouse et Le Havre par exemple ; d'autres sont proches des hôpitaux locaux ;

1. Il n'existe que deux CHR qui ne sont pas CHU : ceux de Metz-Thionville et d'Orléans.

– les 88 centres hospitaliers spécialisés (CHS) – hôpitaux psychiatriques – sont juridiquement devenus des centres hospitaliers comme les autres. En réalité, ils restent différents et pas seulement parce que la prise en charge de la maladie mentale n'arrive pas à se « normaliser » en dépit d'efforts répétés de gouvernements successifs. Les distinguer s'impose en effet, car ces établissements et avec eux les centres hospitaliers qui ont un service de psychiatrie gèrent aussi la médecine psychiatrique extrahospitalière qui prend en charge les malades ambulatoires de chaque « secteur ». Secteurs et hébergements hospitaliers traditionnels font de ces établissements de véritables « réseaux de soins », au sens où ils offrent à la population une palette complète de services selon la gravité de leur état. C'est le même budget qui gère l'intra- et l'extrahospitalier. Signalons que le découpage géographique de ces secteurs a été conçu pour regrouper en principe une population de 70 000 habitants[1], mais les frontières de ces secteurs psychiatriques ne sont pas toujours les mêmes que celles des autres « territoires de santé » utilisés, nous le verrons plus loin, pour la planification des activités hospitalières traditionnelles ;

– pour être complet, notons la transformation récente de trois « établissements publics nationaux » devenus des centres hospitaliers. Ce qualificatif de « national » était mérité par l'histoire.

Le Centre hospitalier national d'ophtalmologie des « Quinze-Vingt » fut créé par Louis IX, dit saint Louis, à son retour de la septième croisade. Il construisit 15 chambres pour 20 de ses compagnons de croisade frappés par la cécité (d'où le nom du centre). Ce centre

1. En fait, les variations sont importantes : la répartition des moyens en homme et en argent de chacun des secteurs est très inégalitaire.

hospitalier est toujours spécialisé en ophtalmologie. Rattaché au roi, il l'est toujours à la nation.

L'Hôpital national de Saint-Maurice fut lui créé sous le Second Empire par l'impératrice Eugénie. Il est spécialisé en rééducation et réadaptation fonctionnelle.

L'établissement public national de Fresnes était l'hôpital pénitentiaire de référence même si, semble-t-il, ses qualités d'organisation et d'humanité ne furent pas toujours exemplaires[1].

Enfin, il convient d'ajouter les 9 hôpitaux d'instruction des armées, ouverts à tous.

3. **Les catégories médico-administratives de l'hôpital ou le classement selon la nature des soins.** Depuis la loi du 31 décembre 1970[2], et sa révision par la loi du 31 juillet 1991[3] qui fit quelques ajouts, les établissements sont classés selon les catégories suivantes utilisées pour représenter, en principe, les soins qui y sont dispensés :

– *des soins de courte durée ou concernant des affections graves* pendant leur phase aiguë en médecine, chirurgie, obstétrique, odontologie ou psychiatrie – établissements dits « MCO » ;

– *des soins de suite ou de réadaptation (SSR)* dans le cadre d'un traitement ou d'une surveillance médicale, à des malades requérant des soins continus, dans un but de réinsertion (on retrouve là, la notion de moyen séjour) établissements dits « SSR » ;

– *des soins de longue durée comportant un hébergement*, à des personnes n'ayant pas leur autonomie de vie dont l'état nécessite une surveillance médicale constante

1. Véronique Vasseur, *Médecin chef à la prison de la Santé*, Paris, Éditions du Cherche Midi, coll. « Documents », 2000.
2. Loi n° 70-1318 du 31 décembre 1970.
3. Loi n° 91-748 du 31 juillet 1991.

et des traitements d'entretien (il s'agit de la reprise pure et simple de la notion de long séjour)[1].

Ces catégories sont pauvres parce que peu nombreuses. Il est par exemple surprenant que les lits de réanimation n'aient pendant longtemps pas été comptés alors qu'ils coûtent trois à quatre fois plus cher que les lits de médecine ou de chirurgie.

Ces catégories sont instables : la distinction entre médecine et chirurgie, hier évidente, le devient de moins en moins : l'usage de certaines techniques comme l'endoscopie est considéré comme étant « médical » quand il s'agit du tube digestif, il devient « chirurgical » quand le patient traité relève de l'urologie ! Par ailleurs, la cardiologie interventionnelle est « médicale » alors qu'elle se substitue à la chirurgie vasculaire et à la neurochirurgie.

Ces catégories sont injustes : un malade atteint d'un cancer sera hospitalisé, même si c'est pour longtemps, en « soins de courte durée ». Il sera pris en charge par l'assurance-maladie à 100 %, tandis que d'autres malades atteints d'affections toutes aussi graves ne le seront pas.

4. **Les spécialités médicales.** – La distinction entre les seules spécialités de médecine, chirurgie, obstétrique, odontologie et psychiatrie s'est rapidement avérée trop grossière. Il a donc été envisagé de décrire plus finement l'activité hospitalière en s'intéressant à la production de chaque spécialité clinique et médico-technique[2] qui compose ces grandes disciplines anciennes. À

1. Didier Stingre, *Le Service public hospitalier*, Paris, Puf, coll. « Que sais-je ? », 2012, p. 10.

2. Pour l'essentiel : les laboratoires d'analyses biologiques (virologie, bactériologie, parasitologie, biochimie, hématologie…), l'anatomopathologie, l'imagerie (traditionnelle par rayon X, l'échographie, la résonance magnétique nucléaire, la médecine nucléaire par émission de rayons gamma…) et l'exploration fonctionnelle des systèmes nerveux, musculaires, cardiaques et respiratoires.

l'exception des spécialités médico-techniques, les deux principaux critères de classification ont été, d'une part, le fait que l'on coupe (chirurgie) ou que l'on ne coupe pas (médecine) et, d'autre part, la classification anatomoclinique :

- les grandes spécialités médicales (cardiologie, pneumologie, neurologie, gastroentérologie...) ;
- les grandes spécialités chirurgicales (chirurgie cardiaque, chirurgie thoracique, neurochirurgie, chirurgie viscérale...) ;
- les grandes spécialités médicochirurgicales (ophtalmologie, otorhinolaryngologie...).

Ces catégories « médico-administratives » sont certes plus détaillées que celles qui gouvernaient la planification sanitaire. Elles sont d'un intérêt indéniable pour la clientèle qui peut ainsi se faire une idée des services offerts par un établissement de soins. Toutefois, cette classification, longtemps utilisée quand était en vigueur le système des prix de journée, donne une fausse impression de stabilité. *Ce n'est pas parce que deux services admettent chacun mille malades en cardiologie que ces services sont comparables.* En effet, la cardiologie s'est elle-même spécialisée, et les maladies soignées dans ces deux services peuvent être médicalement différentes et ne pas nécessiter du tout les mêmes moyens financiers. Contrairement à ce que l'on a longtemps cru, la comparaison des services de même spécialité n'a aucune légitimité médicale. Il convenait donc de disposer d'*une classification plus fine qui concerne les patients et non pas la structure.*

II. – Décrire les patients admis

1. Le programme de médicalisation des systèmes d'information (PMSI) et les groupes homogènes de malades. – Si *la raison d'être* d'un hôpital, « ses objectifs organisationnels » pour utiliser le jargon du management sont assez faciles à énoncer : *soigner tous les malades, avec la plus grande humanité, au meilleur prix, en leur offrant la meilleure qualité des soins, compte tenu des connaissances médicales du moment*, la manière de savoir si ces objectifs sont atteints n'est pas simple.

Il est pourtant essentiel de disposer d'une unité de mesure pour savoir si les patients sont traités comme ils devraient l'être, pour s'assurer que les très importantes cotisations sociales payées par les Français sont utilisées à bon escient, qu'il n'y a pas d'erreurs médicales et, le cas échéant, de malversation. En résumé, pour contrôler que les objectifs définis par la communauté à l'hôpital sont bien atteints, il faut une ou plusieurs unités de mesure. On ne peut se contenter des seules déclarations de bonnes intentions.

Or, il y a trente ans encore, que savait-on de l'activité d'un hôpital ? Très peu de choses, même si les statistiques paraissaient impressionnantes. On connaissait :

- le nombre de patients admis par spécialité ;
- le nombre de journées réalisées par l'hôpital et par chacun de ses services ;
- le nombre de consultations externes ;
- le nombre de lettres clés[1] de la nomenclature générale des actes professionnels ;
- les prix de journée issus d'une comptabilité analytique plus ou moins rigoureuse ;
- le nombre de journées par prix de journée ;

1. Depuis la création des premières caisses d'assurance-maladie en 1930 est tenue une nomenclature des actes remboursés par ces caisses. Non seulement ces nomenclatures permettent de fournir un langage commun aux caisses et aux professionnels de santé, mais elles mesurent aussi la complexité relative de chaque acte. Les actes de chirurgie ont ainsi été cotés en K, les actes de biologie en B, les actes de radiologie en Z… furent lettres clés. Aujourd'hui tous ces actes sont regroupés dans une seule classification : la classification commune des actes médicaux : la CCAM, organisée en chapitres par type d'actes.

– le nombre d'agents et de praticiens par catégorie administrative.

Ces informations étaient, pour l'essentiel, liées à la facturation et permettaient de calculer le coefficient d'occupation, les durées moyennes de séjour, de connaître les recettes de l'hôpital…, mais ne disaient rien ni des actes pratiqués ni des malades admis. Peu d'études de l'origine géographique des malades étaient encore réalisées. Il était impossible de comparer deux services entre eux, fussent-ils de la même spécialité, et *a fortiori* deux hôpitaux. L'hôpital était une organisation qui ne connaissait pas précisément la manière dont il accomplissait sa mission et si les objectifs que lui donnait la société étaient ou non atteints. Sans être encore satisfaisante, la situation a depuis progressé.

L'idée des groupes homogènes des malades « GHM » revient au Pr Robert Fetter, à l'époque enseignant à l'université de Yale aux États-Unis. En ayant eu connaissance en 1979, Jean de Kervasdoué a pensé que cette classification résolvait un certain nombre de difficultés et permettait enfin un contrôle adapté des institutions hospitalières. Elle a depuis fait le tour du monde. Il serait toutefois dangereux de considérer que cet outil, même s'il constitue un progrès considérable, est sans défaut. Il en a simplement beaucoup moins que les vagues outils jusque-là utilisés, mais il en a.

2. **La méthode de classification en GHM.** – Elle est opérée à l'aide d'un nombre limité d'informations saisies lors du séjour du patient à l'hôpital :

– diagnostic[1] principal (DP) qui caractérise la cause du séjour hospitalier ;

1. Pour coder les diagnostics, la *Classification internationale des maladies, dixième révision, (CIM-10)*, de l'Organisation mondiale de la santé (OMS) est utilisée.

– diagnostic(s) associé(s) ;
– nature de l'intervention chirurgicale, quand il y en a eu une ;
– âge ;
– sexe ;
– indice de gravité simplifiée (IGS)[1].

Les diagnostics principaux et associés sont codés selon la *Classification internationale des maladies dixième révision (CIM-10)* élaborée par l'Organisation mondiale de la santé.

Les patients sont affectés à une catégorie majeure de diagnostic (CMD). Comme le montre le tableau 3 ci-après, il existe 28 CMD dont le critère premier de regroupement est pour la plupart fonction du diagnostic principal[2]. Ces catégories correspondent le plus souvent à un système fonctionnel (affections du système nerveux, de l'œil, de l'appareil respiratoire, etc.). Vingt d'entre elles représentent les grandes spécialités médicochirurgicales, sept autres sont des traumatismes divers et une catégorie rassemble les erreurs.

Les patients sont ensuite affectés à un GHM chirurgical (C) s'ils ont été opérés, médical (M) ou interventionnel (K) si l'acte classant est non opératoire puis, dans certains cas, l'âge (selon que l'âge soit < 2 ans, > 69 ans ou > 79 ans), – les degrés de sévérité (1 à 4) ou pas (Z) de la maladie, les séjours de très courte

1. Sont également collectés des informations spécifiques : le poids à l'entrée dans l'unité médicale pour le nouveau-né, l'âge gestationnel de la mère et du nouveau-né, les doses administrées et le type de machine pour la radiothérapie.

2. CMD 1 à 23, 25, 26, la première information classante est le diagnostic principal du séjour (DP). Pour les CMD de 1 à 23 le diagnostic principal seul suffit. Pour la CMD 25, il faut le DP et un diagnostic associé significatif (DAS). Pour la CMD 26, il faut toujours le DP et deux autres diagnostics. La CMD 28 regroupe les séjours dont la cause d'hospitalisation est une séance (dialyse, chimiothérapie…). La CMD 27 regroupe les transplantations. Quant à la CMD 90, elle est réservée aux erreurs et séjours inclassables.

durée (< 2 jours : T), les séjours ambulatoires (J), le décès (E) et/ou les diagnostics peuvent ensuite jouer un rôle pour aboutir finalement à un GHM plutôt qu'à un autre.

Cette affectation correspond à la 11e version de la classification des GHM applicable dès le 1er mars 2009. Les intentions de cette version étant – entre autres objectifs – de mieux valoriser les patients les plus gravement atteints. Elle instaure ainsi quatre niveaux de « sévérité » (de 1 à 4) déterminés d'une part, par les comorbidités associées et, d'autre part, par la durée minimum de séjour. Cette dernière doit être de trois jours pour le niveau 2, quatre jours pour le niveau 3 et cinq jours pour le niveau 4. De plus, cette sévérité peut être corrigée, pour certains GHM, par l'âge, lorsque celui-ci est un facteur aggravant.

Dans la pratique, la différence est importante, car le codage de toutes les comorbidités associées influence la juste valorisation économique du séjour, ce qui n'était pas le cas lors de la version précédente, qui n'avait encore que deux niveaux de sévérité.

Enfin, à tout GHM correspond un ou plusieurs groupe(s) homogène(s) de séjour (GHS)[1].C'est le GHS qui va définir le tarif que l'établissement va pouvoir facturer à l'assurance-maladie. Il sera différent pour les établissements privés à but lucratif à la fois pour des raisons historiques mais aussi et parce que les honoraires des praticiens libéraux sont facturés à part. Ces tarifs sont réévalués tous les ans par un arrêté tarifaire fixant pour l'année suivante la valeur des séjours, des médicaments et des actes remboursés par l'assurance-maladie.

1. GHM et GHS sont très proches. Néanmoins, il peut y avoir plusieurs GHS pour un même GHM afin de favoriser le développement de certaines structures. Il en est ainsi par exemple des soins palliatifs.

Tableau 3. – **Liste des catégories majeures de diagnostics PMSI 11e**

Nº CMD	*Libellé des catégories majeures de diagnostics*
1	Affections du système nerveux
2	Affections de l'œil
3	Affections des oreilles, du nez, de la gorge, de la bouche et des dents
4	Affections de l'appareil respiratoire
5	Affections de l'appareil circulatoire
6	Affections du tube digestif
7	Affections du système hépatobiliaire et du pancréas
8	Affections et traumatismes de l'appareil musculo-squelettique et du tissu conjonctif
9	Affections de la peau, des tissus sous-cutanés et des seins
10	Affections endocriniennes, métaboliques et nutritionnelles
11	Affections du rein et des voies urinaires
12	Affections de l'appareil génital masculin
13	Affections de l'appareil génital féminin
14	Grossesses pathologiques, accouchements et affections du post-partum
15	Nouveau-nés, prématurés et affections de la période périnatale
16	Affections du sang et des organes hématopoïétiques
17	Affections myéloprolifératives et tumeurs de siège imprécis ou diffus
18	Maladies infectieuses et parasitaires
19	Maladies et troubles mentaux
20	Troubles mentaux organiques liés à l'absorption de drogues ou induits par celles-ci
21	Traumatismes, allergies et empoisonnements
22	Brûlures
23	Facteurs influant sur l'état de santé et autres motifs de recours aux services de santé
25	Maladies dues à une infection par le VIH
26	Traumatismes multiples graves
27	Transplantations d'organes
28	Séances
90	Erreurs et autres séjours inclassables

3. **L'algorithme de codage.** – Comme l'exemple de la page suivante le montre, l'algorithme de codage dépend de plusieurs éléments :

– l'orientation vers une CMD : l'orientation peut se faire à partir du diagnostic principal (DP) identifié dans la *CIM-10* ou à partir d'un acte classant de la classification commune des actes médicaux (CCAM, version 22 en décembre 2010). Il existe des actes opératoires marquants – chirurgie –, des actes marqueurs interventionnels. Certains actes CCAM sont reclassant d'office dans un GHM médical ;

– l'identification de la racine du GHM : une fois la CMD trouvée, l'arbre décisionnel du GHM (version 11) est utilisé. La racine du GHM comprend le CMD, une lettre (C, M, K, etc.) plus deux autres chiffres. À côté de cette racine, d'autres lettres sont associées comme vu plus haut (J, T, E, etc.) ainsi que le degré de sévérité ;

– la détermination des caractéristiques du GHM : certains éléments comme l'âge peuvent augmenter le niveau de sévérité du GHM ;

– la détermination du tarif GHS : elle dépend de l'existence ou pas de CMA, qui donne le degré de sévérité (auquel il faut rajouter ou pas un niveau de sévérité si l'âge est déterminant pour le GHM) et de la durée réelle de séjour. Si la durée de séjour est supérieureou égale à la borne basse de la durée de séjour du GHM, le tarif est celui du GHM déterminé par l'arrêté tarifaire en vigueur. Si la durée de séjour est inférieure à la borne basse, un forfait « extrême bas » (EXB) en euro est retranché du tarif du GHM.

4. **La classification est « iso-ressources ».** – Elle classe dans le même groupe des patients qui, à l'intérieur d'une même CMD, requièrent des moyens proches pour être soignés.

Cas de classification de GHM

Patient de 80 ans, schizophrène, pour une pose d'endoprothèse pour dilatation de l'artère coronaire. Le DP d'entrée est l'athérosclérose coronaire I771.

Étape 1 : recherche de la CMD
CMD 05 (appareil circulatoire)

↓

Étape 2 :
► Vérification que l'acte (pose d'endoprothèse) n'est pas un acte reclassant en GHM médical.
► Vérification que le DP est dans la liste des DP d'entrée dans la CMD 05 :
I771 – sténose d'une artère

↓

Étape 3 : arbre décisionnel GHM

Il existe un diagnostic relié (DR) au DP : D-102 → GHM 05K05

Pas de DR → GHM 05K06

↓

Étape 4 :
Vérification des caractéristiques du GHM (manuel PMSI V11)

↓

Étape 5 : CMA
► Schizophrénie : niveau 2, liste d'exclusion 771
► Liste d'exclusion des CMA : pas d'exclusion de I771

↓

CMA valide

↓

Étape 6 : autres caractéristiques influant sur le GMH
► Durée minimale
► Âge : 80 ans + 1 pour la sévérité

↓

Étape 7 : identification du GHM/GHS
05K06 tarifé au niveau 3 (05K063)

Par conséquent, cette classification doit en permanence évoluer avec la pratique de la médecine dont *elle n'est qu'une photographie des pratiques courantes à un instant donné.* Cette classification marque un considérable progrès en gestion hospitalière surtout si on a la cruauté de la comparer aux méthodes antérieures, purement administratives, où le lit et la journée d'hospitalisation étaient quasiment les seules références et étaient totalement inadaptés à une médecine qui, enfin, soigne ses malades.

Il nous a toujours semblé que si un malade était hospitalisé pour une cataracte, son souhait était de mieux voir et non pas de rester longtemps dans un lit. Les mesures anciennes de facturation, comme le paiement à la journée, sont la trace d'une époque où la médecine ne savait pas soigner et où le rôle premier de fait des hôpitaux était d'héberger des patients et de les prendre en charge, faute de savoir les guérir. La médecine n'a en effet commencé à soigner réellement qu'autour de 1930, il convenait de trouver en 1982 un nouveau moyen de mesurer l'activité hospitalière, conforme aux progrès spectaculaires de la recherche médicale, le PMSI, avec ses GHM, le permet aujourd'hui.

Après la période de test et de mise au point, il aura fallu quinze années (1984-1999) pour imposer cette méthode, critiquée parce qu'elle n'était pas « parfaite », parce qu'elle ne mesurait pas la qualité[1], comme si les méthodes antérieures n'étaient pas ridiculement archaïques et étaient capables de donner une quelconque information sur la qualité

1. Si cette classification ne permet pas de mesurer toutes les approches possibles du concept de qualité des soins, elle permet parfois de s'en approcher, notamment pour ce qui touche les infections nosocomiales. En effet, souvent, les malades infectés sont porteurs d'un diagnostic « associé » et donc classés à part.

de quoi que ce soit ! Ces critiques étaient un prétexte. Cette méthode rend visible à des tiers l'activité de chaque médecin dans chaque service. Le flou demeure souvent un gage de liberté. Il était autrefois toujours possible à une équipe médicale de prétendre qu'elle exerçait une activité de pointe, tout en passant sous silence le fait que telle ou telle intervention complexe qu'elle mettait en avant pour justifier des moyens, n'était réalisée qu'une ou deux fois par an ! Personne ne pouvait vérifier, sauf à aller faire des relevés spécifiques sur les cahiers de blocs opératoires. L'affectation de chaque séjour à un GHM rend visible l'activité des services hospitaliers de tous les établissements français et permet donc, aussi, d'exercer un contrôle, d'où les critiques.Cette méthode permet non seulement de mesurer l'activité d'un hôpital, mais aussi de comparer dans le temps et dans l'espace les pathologies soignées par les établissements de soins d'une région. On peut ainsi savoir que l'on opère, à âge égal, deux fois plus de la cataracte en Limousin qu'à Paris, que certains établissements, sans raison médicale apparente, procèdent plus facilement que d'autres à des césariennes...

5. **L'autre aspect du PMSI : les prix et coûts par pathologie.** – Une fois les malades classés en GHM, il est possible, avec les mêmes méthodes que celles qu'utilise l'industrie pour calculer le coût d'un produit ou d'un service, de calculer le coût de revient par GHM et ainsi de comparer, pour ce GHM, l'efficacité de chaque hôpital ou clinique.

Afin de donner une idée globale de la productivité de chaque établissement, une échelle de coût relatif calculée à partir d'un échantillon d'hôpitaux permet de savoir si l'hôpital A est ou non plus productif que l'hôpital B. Pour beaucoup de décisions, il n'est en effet pas nécessaire de comparer les uns après les autres les 2 435 GHM.

Carte 1. – **Chirurgie de la cataracte en 2008 (tous établissements)**

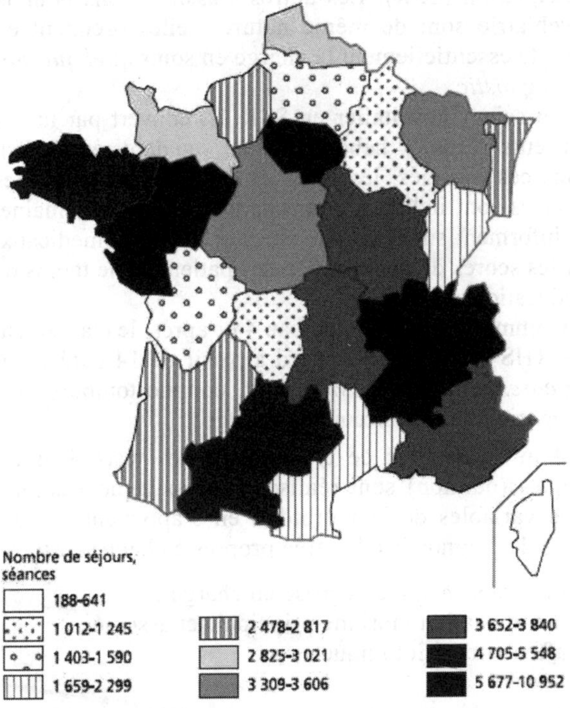

Source : ATIH.

6. **Le PMSI dans les activités de soins de suite, en long séjour et en psychiatrie.** – Dans ces domaines, la question du classement des patients se pose avec la même acuité que pour le court séjour : qui soigne-t-on ? La logique de classification retenue est cependant

différente car, pour classer un malade dans un « groupe homogène », aux diagnostics et aux actes s'ajoutent son état de dépendance et les moyens humains mis en œuvre pour le prendre en charge. Nous ne détaillerons ici que la classification des soins de suite ou de réadaptation (SSR). Les autres classifications pour la psychiatrie sont de même nature : elles prennent en compte essentiellement la charge en soins *quel que soit le diagnostic*.

Un séjour hospitalier en SSR est couvert par un ou plusieurs résumés hebdomadaires standardisés (RHS). Dans ces résumés, les jours de présence effective des malades sont indiqués pour chaque jour de la semaine. Ils informent sur les diagnostics et les actes médicaux, sur les scores de dépendance des patients et le temps de rééducation.

Comme l'indique le tableau 4 ci-après, le classement des RHS se fait tout d'abord à partir de 14 *catégories majeures cliniques (CMC)* dont, comme toujours, une catégorie pour les erreurs de codage.

Afin de réaliser ce classement, des tests dichotomiques (oui/non) sont réalisés successivement sur les trois variables de la morbidité en s'appuyant sur des listes de diagnostics d'entrée propres à chaque CMC :

- finalité principale de prise en charge ;
- manifestation morbide principale et associée ;
- affectation étiologique.

Tableau 4. – **Les catégories majeures cliniques (CMC)**

Nombre de CMC = 4 + 1 (erreur)	
Code CMC	*Libellé*
01	Affections de l'appareil respiratoire
02	Affections de l'appareil circulatoire

12	Affections du système nerveux
13	Troubles mentaux et du comportement
14	Affections de la peau et des organes des sens
15	Hémopathies malignes et affections des organes digestifs et génitaux urinaires
16	Affections non traumatiques du système ostéoarticulaire
17	Affections traumatiques du système ostéoarticulaire
18	Amputations
20	Soins palliatifs
40	Réadaptation/Réinsertion
50	Affections nutritionnelles
60	Autres affections
90	Erreurs/Sans objet

Un code de diagnostic de la *CIM-10* est affectable à une seule liste d'entrée dans une CMC.

Si le code diagnostique qui caractérise la « finalité principale de prise en charge » n'est pas affectable à une CMC, alors c'est la « manifestation morbide principale » qui est testée ; si cela ne suffit pas alors « l'affectation étiologique » est analysée. Si aucun des codes décrits dans ces trois variables n'est affectable à une CMC, alors le RHS est classé à la CMC 90.

Ensuite, une fois la CMC déterminée, le RHS est classé dans un groupe de morbidité dominante (GMD).

Cette orientation vers un GMD dépend de l'âge du patient, avec deux classes : « moins de 18 ans » et « 18 ans ou plus ». Une fois que cette segmentation est réalisée, le classement dans un GMD se fonde ensuite sur l'analyse des diagnostics, renseignés en morbidité principale et en diagnostics associés significatifs dans certains cas.

Au total, il y a 74 listes de comorbidités dominantes :

- les 13 CMC identifiables sont composés de 31 GMD pédiatriques et 52 GMD adultes ;
- le CMC 90 regroupe quatre catégories d'erreurs qui se définissent en six GMD.

La détermination des GMD constitue la première étape pour déterminer l'activité des établissements SSR, celle-ci ne prenant pas en compte la lourdeur des prises en charge médicales. Pour répondre à cet objectif de caractérisation de la lourdeur, l'indicateur de valorisation de l'activité (IVA) en SSR a été construit en utilisant d'autres facteurs. L'IVA caractérise l'activité d'un établissement SSR en une valeur unique, le nombre de points d'activité qui peut facilement être comparé entre les établissements et rapproché des financements pour comparer les rapports financement/activité des établissements.

Les autres facteurs pris en compte dans l'IVA, en plus des GMD, sont au nombre de sept :

- la classe d'âge, avec trois classes d'âge pour les moins de 18 ans et 4 pour les plus de 18 ans ;
- le score de dépendance physique qui comprend quatre variables de dépendance physique du RHS : habillage, alimentation, déplacement et continence ;
- le score de dépendance cognitive qui comprend deux variables de dépendance cognitive du RHS : relation-communication et comportement ;
- le score des activités rééducation-réadaptation ;
- l'existence d'une comorbidité ou d'un acte valorisant qui est une variable dichotomique oui/non ;
- le type de finalité de prise en charge, variable à cinq classes ;
- le type d'hospitalisation, variable dichotomique : hospitalisation complète (ou de semaine) ou hospitalisation partielle (hôpital de jour, de nuit ou séances).

Pour un RHS donné, chacune des huit variables apporte un nombre de points qui varie selon l'état du malade. L'addition des points apportés par chacune des huit variables fournit le nombre total de points IVA de la journée de ce RHS. Le nombre total de points IVA attribué à un séjour est bien entendu obtenu en multipliant le nombre de points IVA de chacune des journées de présence. En effet, l'état du malade évolue et, avec lui, le cas échéant, les points IVA de chaque journée.

Comme il existe des interactions possibles entre ces huit variables, une matrice a été créée : elle possède plus d'un million de combinaisons possibles et répertorie donc l'ensemble des cas de figure.

Ainsi, pour chaque établissement avec une activité SSR, l'ensemble des RHS produits sont convertis en nombre de points d'activité correspondant à cet exercice. Ces « IVA exercice » permettront ainsi de caractériser l'activité des structures des établissements en prenant en compte le nombre de journées d'hospitalisation et la lourdeur des prises en charge.

Sur cette base, une analyse détaillée de l'activité d'hospitalisation SSR pourra être menée « au fil de l'eau » à des fins de planification ou de démarche stratégique. Cette analyse pourra notamment s'appuyer sur les deux indicateurs suivants :

- le nombre total de points IVA qui traduit l'activité en tenant compte du volume (nombre de journées), de sa structure (GMD et autres caractéristiques) et des coûts de référence ;
- le poids moyen de la journée de présence (PMJP), obtenu en faisant le rapport du nombre total de points IVA sur le nombre de journées de présence PMSI pour une période donnée ; c'est le reflet de la lourdeur moyenne des journées de présence.

Quand la recette des établissements dépendra de la classification en GMD et de la valorisation en points IVA, ce système, complexe il est vrai, sera beaucoup plus équitable que le système actuel. En effet, les tarifs aujourd'hui en vigueur pour des cas comparables sont éminemment variables d'un établissement à l'autre : ils n'ont pas de logique autre qu'historique.

Chapitre II

UNE HISTOIRE TOUJOURS PRÉSENTE

I. – Architecture, patrimoine et taille des hôpitaux publics

Pour comprendre l'hôpital d'aujourd'hui, il importe de disposer de quelques notions succinctes d'histoire hospitalière. Le lecteur intéressé pourra approfondir sa connaissance en consultant plusieurs ouvrages et notamment ceux qui sont indiqués en note[1] et dans la bibliographie.

Il est impossible de comprendre l'hôpital du XXIe siècle sans faire référence à l'histoire des hôpitaux. Elle est aussi vieille que celle de la chrétienté.

L'hôpital fut pendant de nombreux siècles, jusqu'en 1941, très récemment donc, le lieu d'accueil exclusif des pauvres malades. Jusqu'à cette date, il fallait (à quelques exceptions près – dont les militaires) être « indigent » ou accidenté du travail pour être admis, sauf exceptions dûment codifiées, à l'hôpital public. Pour utiliser les termes d'aujourd'hui, l'hôpital était d'abord une institution sociale avant d'être une institution sanitaire. Elle venait en aide plus qu'elle ne soignait, même si elle s'efforçait d'appliquer à tous les meilleures connaissances médicales du moment, connaissances non seulement limitées, mais, vues d'aujourd'hui, inappropriées et souvent dangereuses. De ce passé, bien

1. Maurice Rochaix, *Les Questions hospitalières de l'Ancien Régime à nos jours*, Paris, Berger-Levrault, 1996 ; Jean Imbert, *Les Hôpitaux en France*, Paris, Puf, coll. « Que sais-je ? », 1996.

antérieur à la révolution de 1789, restent des bâtiments, un patrimoine et des traces institutionnelles dont il est utile de connaître l'origine.

1. **L'architecture.** – À un colloque organisé à Paris en 1994, Gilles Échardour remarquait que l'on pouvait caractériser les quatre grandes périodes de l'architecture hospitalière par un élément de référence qui a déterminé, ou détermine, la préoccupation première de l'urbaniste hospitalier de ces époques. Il y eut d'abord l'eau, puis vinrent l'air et l'espace, et aujourd'hui le temps.

L'eau, l'eau à portée de main, l'eau courante était l'élément indispensable pour faire fonctionner ces établissements des pauvres, malades et indigents, pour nettoyer, laver le linge et les sols, et pour la cuisine.

Jusqu'au début du XIXe siècle, les malades étaient rarement seuls dans un lit dont le matelas était fait de paille. Toutes les fièvres, les galles, les parasites se côtoyaient, proliféraient et se propageaient… Pour placer géographiquement ces lieux d'hébergement, aux immenses salles communes, la proximité des fleuves ou des sources était une nécessité, même si cette eau vraisemblablement souillée, utilisée trop parcimonieusement, ne contribuait guère à réduire la totale absence d'hygiène de ces lieux malsains. L'hôpital était le dernier recours, un lieu d'enfermement autant qu'un lieu de prise en charge. Les ordres religieux, les personnes charitables, qui géraient ces institutions, passaient alliance avec la police pour contrôler les entrées et sorties de cette population « d'exclus » composée de malades mentaux, de handicapés, de vieillards, de mendiants, de sans domicile fixe (SDF)… pour utiliser les termes d'aujourd'hui. Certes l'eau a marqué l'architecture de cette époque, mais n'ignorons pas les grilles, les murs et les portes (avec, pour l'une d'entre elles, le fameux touret par où les jeunes mères pouvaient à tout instant abandonner leur enfant) ! Les murs, les grilles isolaient la ville de l'hôpital, poussant ce dernier à l'autarcie, même si, dès l'Ancien Régime, les hôpitaux avaient ouvert des services d'aide à domicile.

L'air marque l'architecture de la période qui suit les premières découvertes pasteuriennes et couvre la fin du XIXe et le début du XXe siècle, jusqu'à la guerre de 1914. L'air en effet se révèle être un des vecteurs des maladies contagieuses, ce qui conduit les architectes à concevoir une architecture *pavillonnaire*. Si l'air véhicule les microbes, il convient donc d'isoler les malades par des chambres individuelles et concevoir des pavillons spécifiques pour chaque maladie (coqueluche, diphtérie, tétanos, lèpre...). Il importe en outre de circuler entre chambres par des couloirs ouverts sur l'extérieur, afin d'éviter toute contagion directe. Ainsi étaient conçus l'hôpital Claude-Bernard à Paris et l'hôpital Édouard-Herriot à Lyon (cette œuvre de l'architecte Tony Garnier, dessinée dans les années 1910 et ouverte dix-sept années plus tard, est la plus belle marque française de cette période).

L'espace que l'on tente d'optimiser, la recherche de la rentabilité maximale de l'emprise au sol marquent l'architecture de la seconde moitié du XXe siècle et surtout celle des années 1960 et 1970, où l'on construisit la plupart des hôpitaux dits « neufs » de nos villes et banlieues. Ce sont les barres, les tours, les plans en H, en Y ou en X de cette période, si marquée, parfois fonctionnelle, rarement belle, souvent affreuse. Il a existé à l'époque un véritable projet collectif de construction d'un patrimoine hospitalier « moderne ». On en trouve les traces, notamment à Colombes, Créteil, Caen, Strasbourg, Marseille, Toulouse, Bordeaux, Rennes... Ces hôpitaux neufs sont en quelques années devenus vieux, faute de rénovation profonde due à un manque criant de crédits d'investissements.

Leur conception n'est en effet plus adaptée à la médecine hospitalière contemporaine.

Les premiers succès spectaculaires des antibiotiques firent en effet croire que le risque infectieux n'était plus la première préoccupation de la vie hospitalière, toute nouvelle infection étant si aisément guérie par une injection d'un antibiotique. Il était donc possible de réunir à nouveau dans un même bâtiment tous les malades et de regrouper les services médico-techniques (imagerie, laboratoires, centre d'exploration...) pour obtenir un meilleur usage de l'espace et une plus grande productivité du personnel. Conçues avant la crise de l'énergie, avant la baisse spectaculaire des durées de séjour et l'importance nouvelle des plateaux techniques qui prennent progressivement le pas sur l'hospitalisation, ces évolutions font qu'aujourd'hui ces établissements sont triplement inadaptés, même quand ils ont été construits sans amiante ! Il est plus difficile pour des raisons de structure, de conception architecturale, de rénover ces bâtiments d'à peine un demi-siècle, que de toucher aux constructions d'avant la guerre de 1914.

Le temps, le temps du patient et celui des équipes hospitalières que l'on cherche à optimiser sont la marque de l'architecture contemporaine. L'hôpital de court séjour est de moins en moins un lieu d'hébergement, mais un lieu de passage dans des locaux de plus en plus spécialisés. L'hôpital de demain sera, pour ce qui est de son architecture, plus proche d'un aéroport que d'un hôtel, même si la fonction hôtelière ne disparaîtra jamais tout à fait. Cette architecture, comme au début du XXe siècle, devra tenir compte de la nouvelle écologie bactérienne qui fait apparaître un nombre croissant de souches résistantes à tous les antibiotiques. L'infection hospitalière, la maladie nosocomiale, demeurera pour longtemps encore le premier souci de tous les hospitaliers. Les antibiotiques ne suffisent pas pour traiter de l'hygiène hospitalière.

2. **Le patrimoine.** – Si certains hôpitaux possèdent encore un patrimoine important, il est la trace d'une histoire ancienne, aux nombreuses péripéties, notamment au cours de la Révolution française. Sous l'Ancien Régime, les hôpitaux étaient des institutions charitables qui vivaient pour l'essentiel de leur patrimoine et notamment de leurs terres (champs, vergers, vignes, forêts). Ce patrimoine des ordres religieux, des fondations et autres institutions charitables provenait pour l'essentiel de dons et legs de riches croyants, parfois incités par des « indulgences » papales pour faire don de tout ou partie de leur bien. Si certains étaient – et sont toujours, toutes proportions gardées – bien dotés (Paris, Lyon, Dijon, Beaune…), d'autres avaient peu de patrimoine et devaient pour survivre faire appel au pouvoir royal qui pouvait lui transférer des droits fiscaux, des produits d'octroi et autres privilèges. Une partie de la dîme collectée par l'Église ainsi que le produit de certaines quêtes pouvaient également être affectés à l'hôpital. À l'exception du patrimoine, ces autres sources de revenus étaient instables aussi bien dans le temps que dans l'espace. Au cours du XVIIIe siècle, du fait notamment de la baisse de la ferveur religieuse et donc des dons et produits de quête, le pouvoir royal s'investit dans la gestion des institutions charitables, mais les inégalités demeurent.

Dès les premiers jours de la Révolution française, des propositions radicalement nouvelles se font jour au Comité de mendicité qui se réunit pour la première fois le 2 février 1790. Ces idées, portées notamment par le duc de La Rochefoucauld-Liancourt, sont d'une très étonnante modernité et pourraient, quasiment inchangées, inspirer une réforme de la prise en charge des handicapés physiques et mentaux au début du XXIe siècle. Les institutions, qui assument aujourd'hui leur prise en charge, semblent en effet souffrir de maux similaires à ceux des institutions charitables d'il y a plus de deux siècles. Le constat porté par le Comité de mendicité soulignait en effet que les ressources locales conduisaient à de trop grandes inégalités, sans parler de démagogie et de passe-droit. Il convenait donc que l'État organise au plan national l'assistance et non plus la charité. Pour y parvenir, il était nécessaire de nationaliser toutes les ressources d'assistance et donc le patrimoine de toutes les institutions charitables. Leurs biens devaient devenir des biens nationaux. « L'assistance de la classe infortunée est une charge de l'État... »[1]. « Les malheureux sont les puissances de la terre. Ils ont le droit de parler en maîtres aux gouvernements qui les négligent. »

Très vite, à peine cinq années après, ces idées véritablement révolutionnaires sont abandonnées. Elles mettront parfois plus de deux siècles à se traduire dans la pratique. Comme l'indique alors Delecloy[2] : « il est temps de sortir de l'ornière profonde où une philanthropie exagérée nous arrête depuis l'Assemblée constituante qui, très savamment sans doute, mais très inutilement s'est occupée du pauvre... Qu'est-il arrivé de ce chaos d'idées ? Une série effrayante de dépenses illimitées, des lois stériles et impossibles à exécuter... » Pour survivre et venir en aide à leurs pensionnaires, dont le nombre ne diminue pas dans cette période troublée, les hôpitaux retrouvent partie de leurs biens individuels, sous la surveillance des communes, mais souvent, tout ou partie de leur patrimoine a été entre-temps vendu à vil prix comme bien national. Les conséquences en ont été dramatiques pour les pensionnaires. Dès le Consulat, Bonaparte, premier consul, autorisera la création de fondations privées. Les religieuses, qui n'étaient jamais vraiment parties des

1. Maurice Rochaix, *Les Questions hospitalières de l'Ancien Régime à nos jours*, *op. cit.*, p. 65.

2. « Rapport sur l'organisation générale des secours publics », 12 vendémiaire an IV, *in* Maurice Rochaix, *Les Questions hospitalières de l'Ancien Régime à nos jours*, *op. cit.*, p. 111.

hôpitaux, rebaptisés « hospices » (le terme d'hôpital avait depuis la fin de l'Ancien Régime une connotation très négative), retrouvent sous l'Empire leurs prérogatives.

Plus tard, à la Restauration, on retourne aux pratiques de l'Ancien Régime, la charité redevient en vogue, même si ces généreuses initiatives n'ont pas toujours eu lieu là où la demande la plus criante se faisait sentir.

Mais les idées d'assistance et de prévoyance s'enracineront progressivement. Les républicains, soutenus par les classes populaires mais aussi par certains religieux et chefs d'entreprises, vont mettre progressivement en place des mécanismes d'assistance. Puis viendront, plus tard, les assurances sociales et la solidarité nationale.

C'est parce que les hôpitaux ont été pendant longtemps des institutions communales que le maire fut, jusqu'à la loi HPST de 2009, de droit, le président du conseil d'administration. Si cette règle avait une exception majeure : le président du Conseil général était le président du conseil d'administration du centre hospitalier spécialisé (hôpital psychiatrique), c'est parce que, depuis la grande loi de 1838, les départements avaient été responsables de la prise en charge des aliénés et avaient dû construire au moins un établissement chargé de les accueillir. Au cours du XXe siècle, l'« asile » deviendra « hôpital psychiatrique », puis centre hospitalier « spécialisé » pour finir, administrativement, « centre hospitalier », sans mention particulière, tentative sémantique et administrative pour faire de la psychiatrie une discipline comme les autres.

Les travaux d'histoire et de géographie de la santé montrent que la carte hospitalière française reste très influencée par l'histoire. La taille d'un hôpital public au début du XXIe siècle s'explique autant par la population d'indigents d'avant la guerre de 1940 que par la demande de la population de sa zone d'attraction au début du XXIe siècle.

II. – Les établissements privés

1. Les établissements privés à but lucratif. – Leur histoire est bien différente et se comprend aisément. Si, avant 1941, seuls les indigents et les accidentés du travail pouvaient être admis à l'hôpital public, les autres avaient besoin d'un lieu d'hébergement quand ils subissaient une intervention chirurgicale. Les femmes enceintes de ces mêmes milieux recherchaient également une maternité pour accoucher, ne désirant pas toujours accoucher chez elles et ne le pouvant pas à l'hôpital public. Les chirurgiens et obstétriciens, pour exercer leur art et accueillir les malades de la petite, moyenne ou grande bourgeoisie, construisirent des cliniques privées parfois seuls, souvent en association avec quelques confrères et en partenariat avec un ordre religieux dont les « sœurs » assuraient les soins et le fonctionnement de la clinique.

Longtemps, les hôpitaux garderont une mauvaise réputation, celle de mouroir, de la maison des pauvres. Cette image ne s'estompe véritablement qu'après la réforme de 1958 et la création des CHU. Toutefois, quand la Sécurité sociale est créée en 1945, les représentants des syndicats qui sont majoritaires aux conseils d'administration des caisses d'assurance-maladie souhaitent que leurs affiliés bénéficient de la même médecine que les bourgeois et favorisent la prise en charge des assurés sociaux dans les établissements privés. Les caisses exerceront pendant de longues années une grande partie de la tutelle des cliniques. Ceci explique pourquoi la France est le pays au monde qui a en pourcentage (20 %) le plus grand nombre d'établissements privés à but lucratif (15 % aux États-Unis). De l'outil de travail des chirurgiens, des médecins et des obstétriciens, et surtout depuis le vote de la loi hospitalière de 1991, la clinique se rapproche de l'hôpital dans son organisation et ses règles de fonctionnement, même s'il reste des différences majeures entre hôpitaux publics et cliniques privées, notamment pour ce qui est du financement et des relations entre les praticiens et l'établissement : salariés à l'hôpital, ils sont le plus souvent libéraux dans les cliniques privées.

2. **Les établissements à but non lucratif.** – Leur origine est très diverse même si elle est majoritairement confessionnelle (catholique, protestante, juive). Jusqu'à la création de l'assurance-maladie (jusqu'à la Seconde Guerre mondiale), des personnes aussi aisées que charitables créeront des établissements de soins pour venir en aide aux malades les plus déshérités dans des conditions d'accueil plus favorables souvent que celles réservées dans les établissements publics. Il en existe dans toutes les grandes villes et dans certaines régions (Alsace) plus que dans d'autres où ces établissements sont pratiquement absents. Certaines raisons sociales sont pittoresques : l'hôpital Foch de Suresnes, établissement prestigieux, le plus grand établissement à but non lucratif de France, a été créé par une association franco-américaine dont le but est de « venir en aide aux classes moyennes ». C'est effectivement le cas !

Chapitre III

L'ORGANISATION HOSPITALIÈRE

Les établissements de soins participant au service public ont pour mission de prendre en charge tous les malades et, si possible, de prévenir, de diagnostiquer et de guérir leurs maladies dans les meilleures conditions humaines et économiques, compte tenu des connaissances médicales du moment. Soulignons que l'exercice des missions de service public peut être assuré par des établissements de santé privés. Toutefois, les principaux acteurs demeurent les hôpitaux publics et les anciens établissements dits « PSPH : participant au service public hospitalier ». Ils deviennent, pour la grande majorité d'entre eux, des ESPIC « établissements de santé privés d'intérêt collectif ».

Les hôpitaux existent donc pour permettre aux médecins et au personnel de soigner les patients qui se présentent ou qui leur sont adressés.

On pourrait en déduire qu'il suffirait alors de donner le pouvoir aux seuls médecins pour que l'organisation hospitalière fonctionnât. Ce ne fut jamais totalement le cas, nous l'avons vu, même si pendant un quart de siècle (1950-1975) les chefs de service, les « grands patrons », eurent une indépendance considérable. Néanmoins, les ordres religieux, le roi, les communes, l'État, le département, la région…, l'une de ces institutions est toujours intervenue pour que ce pouvoir ne soit pas absolu. La raison politique de ce contrôle externe demeure et demeurera : les conflits d'intérêts entre le médecin et son malade ou entre les médecins et la collectivité sont potentiellement nombreux. Le marquis de Sade l'observe déjà à l'assemblée administrative des hôpitaux, le 6 brumaire, an I de la Liberté. Il s'insurge en effet contre le fait qu'une grande partie des personnes nommées par les sections de Paris à l'assemblée administrative des hôpitaux soit des médecins ou des chirurgiens, alors « [...] que de cette manière, l'assemblée, nécessairement influencée par une coalition d'intérêts reconnue dans la majorité des membres qui la composent, ne saurait apporter dans ses délibérations le désintéressement si nécessaire aux opérations qu'elle entreprend [...] ». Les médecins sont très souvent dévoués, mais jamais désincarnés. Ils ne sont pas différents des autres hommes : il leur est très difficile d'accepter toute forme de contrôle comme si l'évaluation des pratiques cliniques remettait en cause la dimension quasi sacrée de leur mission.

I. – L'organisation hospitalière évolue avec les découvertes médicales

Depuis la fin des années 1960, la question de l'organisation hospitalière se complique, en France comme à l'étranger, pour trois raisons principales.

1/ La recherche et les industries biomédicales font des merveilles. Les connaissances explosent et avec elles les outils, les méthodes, les savoir-faire. La médecine ne peut plus être maîtrisée par quelques hommes de quelques spécialités : elle se spécialise encore et toujours[1]. Cette spécialisation est double : celle de la médecine, elle-même découpée en spécialités de plus en plus nombreuses, aux champs de plus en plus étroits, et celle des professions paramédicales, techniques, hôtelières,

1. C'est notamment la raison pour laquelle le retour au seul généraliste omniscient est un leurre.

administratives, informatiques… L'hôpital doit gérer une double division du travail : d'un côté, officiellement, une cinquantaine de spécialités, en réalité plus d'une centaine[1], de l'autre plus de 184 métiers, corps ou qualifications différents recensés, certes pas tous spécifiques au secteur (ouvrier, cuisinier, informaticien…), mais beaucoup le sont et se spécialisent à leur tour à l'instar des infirmières.

2/ Les sommes engagées par la collectivité dans les hôpitaux deviennent considérables[2]. Il importe d'en surveiller l'usage.

3/ L'exigence de qualité et de sécurité ne reste plus le seul objet de discours incantatoires. Ils passent dans la pratique et exigent des procédures écrites, étrangères il y a encore une décennie au monde de la parole – et non pas de l'écrit – qu'était alors l'hôpital français.

La partie et le tout : le dilemme de l'organisation hospitalière. – L'hôpital est, de très nombreux points de vue, une organisation bureaucratique[3] comme les autres. Cette entité juridique indépendante est organisée de manière hiérarchique, ses procédures sont définies, la performance de chacun est évaluée en fonction de principes objectifs, les références sont légales. La légitimité vient du savoir… Oui, mais les médecins, pour la partie médicale de l'exercice de leur profession, ne dépendent pas du directeur ni même du conseil d'administration de l'hôpital. La loi française[4] et donc *a fortiori*

1. 220 aux États-Unis.

2. Les dépenses hospitalières publiques et privées représentent environ deux fois ce que rapporte chaque année à l'État l'impôt sur le revenu de tous les Français !

3. Le qualificatif de « bureaucratique » n'est aucunement péjoratif. Il est utilisé au sens de Max Weber, c'est-à-dire comme organisation « rationnelle ».

4. Loi du 4 mars 2002.

l'organisation hospitalière leur garantissent l'indépendance. Certes, en droit, le directeur de l'hôpital est responsable de l'organisation des services médicaux, mais il l'est seulement « dans le respect des règles déontologiques ou professionnelles qui s'imposent aux professions de santé, des responsabilités qui sont les leurs dans l'administration des soins et de l'indépendance professionnelle du praticien dans l'exercice de son art »[1] ; autrement dit, il l'est peu.

II. – L'organisation médicale

Pour comprendre la question hospitalière, il est nécessaire d'appréhender et de comprendre *la division du travail médical*. Car pratiquement tout malade, nous le verrons, doit faire appel aux compétences de plusieurs spécialités. Le législateur, dans l'accomplissement de sa réforme, a tenté d'en prendre acte et a conforté l'organisation de la prise en charge médicale au sein de pôles hospitaliers.

Les hôpitaux sont donc organisés en pôles d'activité, toutefois, la vieille unité, le service, peut toujours exister si le règlement intérieur de l'établissement en décide.

Le décret n° 2010-656 du 11 juin 2010 relatif aux pôles d'activité clinique ou médico-technique dans les établissements publics de santé fixe les règles de gouvernance intrahospitalière.

Dans les centres hospitaliers et les centres hospitaliers universitaires, les chefs de pôle et les responsables de structure interne, service et unité fonctionnelle sont nommés par le directeur pour une période de quatre ans renouvelable. Cette nomination est effectuée sur présentation d'une liste de propositions établie, dans les centres hospitaliers, par le président de

1. Art. 6143-7 du Code de la santé publique.

la commission médicale d'établissement et, dans les centres hospitaliers universitaires, par le président de la commission médicale d'établissement, conjointement avec le directeur de l'unité de formation et de recherche médicale ou du président du comité de coordination de l'enseignement médical. *In fine* et en cas de désaccord, la procédure laisse au directeur toute latitude de nommer la personne de son choix. Par ailleurs, sur la base d'une procédure quasi identique, il peut être mis fin, dans l'intérêt du service, aux fonctions de chef de pôle par décision du directeur d'établissement, qui devient donc le vrai maître du jeu à l'hôpital. Une indemnité de fonction est versée aux chefs de pôle. Elle est modulée en fonction de la réalisation des objectifs figurant dans le contrat de pôle. Dans ce cadre, un contrat et projet de pôle doit être établi, il doit définir les objectifs, notamment en matière de politique et de qualité des soins, assignés au pôle ainsi que les moyens qui lui sont attribués. Il fixe les indicateurs permettant d'évaluer la réalisation de ces objectifs.

Le contrat de pôle définit pour une période de quatre ans le champ et les modalités d'une délégation de signature accordée au chef de pôle, permettant d'engager des dépenses dans les domaines suivants :

- dépenses de crédits de remplacement des personnels non permanents, de médicaments et de dispositifs médicaux ;
- dépenses à caractère hôtelier ;
- dépenses d'entretien et de réparation des équipements à caractère médical et non médical ;
- dépenses de formation de personnel.

Le contrat de pôle précise également le rôle du chef de pôle dans la gestion des ressources humaines, dont le tableau prévisionnel des effectifs rémunérés et répartition des moyens humains affectés entre les structures internes du pôle, l'organisation de la continuité des soins, notamment de la permanence médicale ou pharmaceutique ; il précise, le cas échéant, les modalités d'intéressement du pôle aux résultats de sa gestion, etc.

Le projet de pôle définit, sur la base du contrat de pôle, les missions et responsabilités confiées aux structures internes, services ou unités fonctionnelles et l'organisation mise en œuvre pour atteindre les objectifs qui sont assignés au pôle. Il prévoit les évolutions de leur champ d'activité ainsi que les moyens et l'organisation qui en découlent.

Ainsi, les hôpitaux sont aujourd'hui organisés de façon matricielle, avec une direction générale d'établissement toute-puissante, chapeautant des pôles d'activités, eux-mêmes regroupant un certain nombre de services ou unités fonctionnelles fédérés dans un projet de pôle. Cette évolution fait que les chefs de service ne seront plus les « patrons » auxquels tous les autres praticiens hospitaliers non chefs de service et tous les membres du personnel paramédical de ce service étaient rattachés.

Elle donne aux directeurs un pourvoir important et, *via* le chef de pôle, la possibilité de modifier l'organisation du travail et de restructurer l'ensemble des services et le portefeuille d'activités de l'établissement.

Cependant, les règles de droit qui pèsent sur l'organisation médicale interne des hôpitaux sont bien trop lourdes, bien trop rigides, bien trop uniformes pour permettre une organisation adaptée aux situations locales. Tout hôpital public devrait être maître de sa structure, ses règles d'organisation devraient être définies par son règlement intérieur et non par la loi.

Quand on pense qu'il a fallu légiférer pour que le directeur délègue une partie de ses pouvoirs aux chefs de pôle ! Les hospitaliers appellent cela « la contractualisation interne ». Un chef d'entreprise, fût-elle publique, n'a, dans aucun autre domaine, besoin d'une loi pour savoir qu'il a le droit de déléguer, sous sa responsabilité, une partie de ses pouvoirs s'il le juge utile.

Soulignons enfin que le terme de « pôle » regroupe des réalités bien différentes. Son utilisation la plus courante renvoie aux services cliniques regroupant un secteur pathologique nécessitant une pluridisciplinarité (pôle mère-enfant, gynécologie obstétrique-pédiatrie, pôle pneumologie-cardiologie etc.), mais il existe aussi des pôles médico-techniques qui font appel à des compétences particulières (imagerie, laboratoires, information et informatique médicale, exploration fonctionnelle…) ; certains pôles sont très spécifiques (urgences, consultations externes, hospitalisation de jour, dialyse, réanimation…). Chacun utilise des compétences médicales et paramédicales nouvelles, et il s'en crée chaque jour.

Les professions paramédicales, à commencer par la profession d'infirmière, dépendent du chef de service représentant la hiérarchie médicale pour les soins aux malades et de la hiérarchie administrative pour tout le reste. Si chaque hiérarchie est légitime, elles sont néanmoins par la nature même du fondement de leur légitimité (le droit ici, le savoir scientifique et technique là) souvent contradictoires. C'est peut-être la raison pour laquelle elles tentent à leur tour d'en construire une troisième qui leur serait spécifique.

Coexistent donc à l'hôpital la légitimité du savoir, la légitimité bureaucratique de l'institution représentée par le directeur, mais aussi la légitimité des syndicats, celle des usagers, celle de l'État et enfin celle de l'assurance-maladie ! La question est de savoir celle qui domine. Contrairement aux pays étrangers où le choix est l'institution représentée par le président du conseil d'administration, la France a choisi l'État, car le directeur rend des comptes à son représentant régional : le directeur de l'agence régionale de santé.

Graphique 1. – **Une structure apparemment normale**

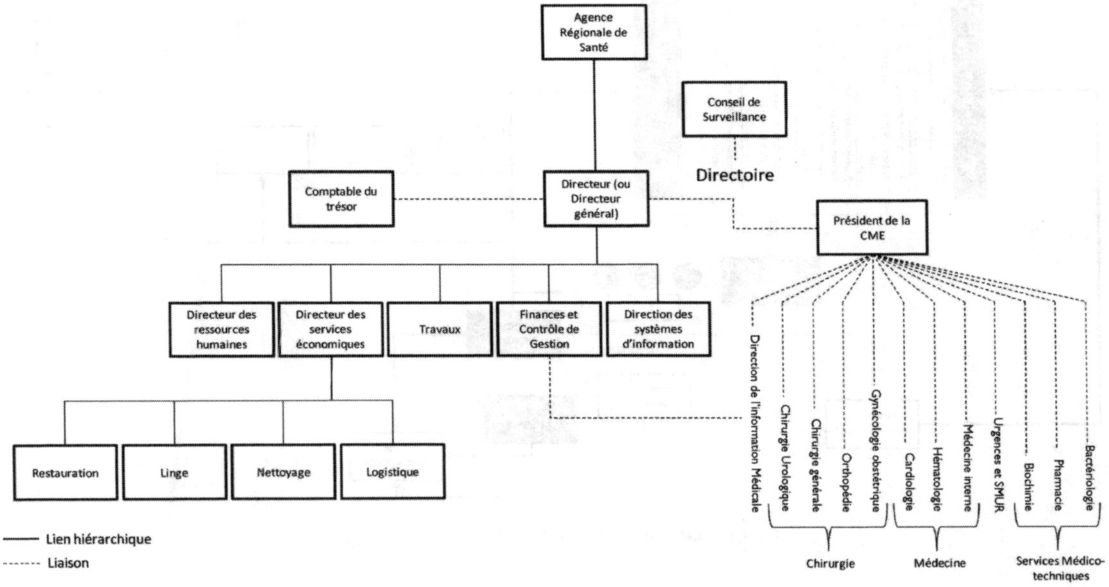

Graphique 2. – **Une physiologie particulière**

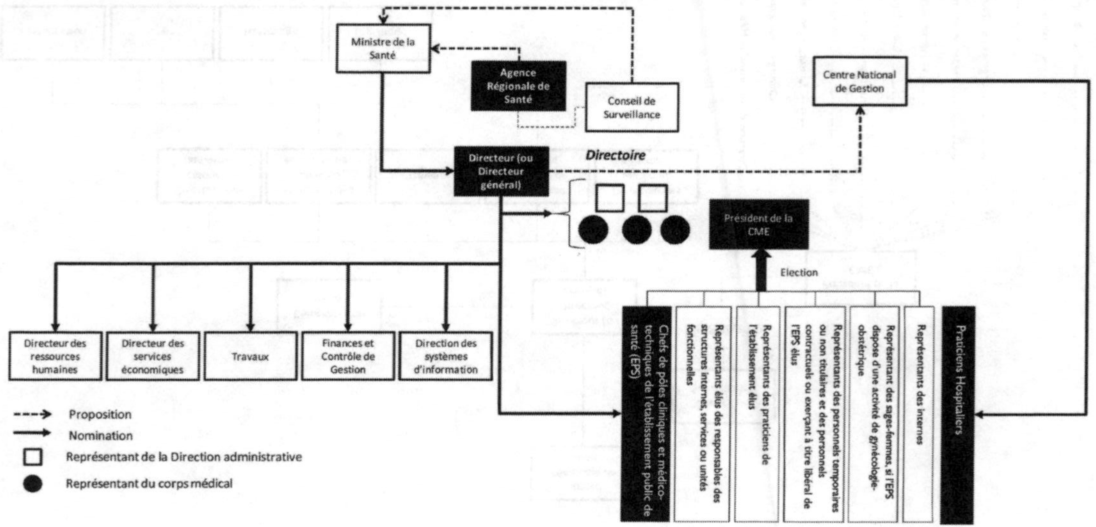

III. – L'enjeu de l'organisation hospitalière : gérer une structure et gérer les soins

1. **Double hiérarchie et double légitimité.** – Pour évoquer la double structure de tout hôpital dans le monde qui tire ses racines d'une double légitimité, médicale d'une part et gestionnaire d'autre part, le terme le plus souvent retenu est celui de Mintzberg[1] qui parle de « bureaucratie professionnelle ».

Dans chaque hôpital existe donc d'un côté une bureaucratie classique où le directeur de l'établissement est maître à bord dans le respect des textes en vigueur et des orientations de son conseil d'administration, de l'autre, nous avons vu qu'en France la structure était moins claire, qu'il s'agissait plus d'un archipel d'îlots bureaucratico-charismatiques (les pôles et services cliniques et médico-techniques) dans lesquels n'ont pas totalement disparu certaines formes traditionnelles du pouvoir. L'équilibre des pouvoirs internes entre chef de pôle et chef de service dépend des situations locales, mais chaque médecin, qui travaille dans ces équipes, dispose aussi d'une certaine indépendance, c'est le propre des membres d'une profession[2].

Si nous avons parlé d'îlots bureaucratiques[3] et non pas de bureaucratie, c'est parce que le président de la

1. Henry Mintzberg, *Structure et dynamique des organisations*, Paris, Éditions d'Organisations, 1994.

2. Chaque profession dispose d'un savoir spécifique qu'elle seule met en œuvre. En France, comme dans les autres pays occidentaux, on reconnaît sans réserve la profession d'architecte, d'avocat et de médecin et le plus souvent celle d'ingénieur ou d'expert-comptable. Les infirmières tentent d'obtenir ce statut enviable. Il est toutefois vraisemblable qu'elles resteront les subalternes des médecins pour la mise en œuvre de leurs recommandations thérapeutiques même si elles disposent d'un savoir-faire spécifique.

3. Pour décrire l'organisation hospitalière, nous avons souvent pris l'image de la rue commerçante dans laquelle l'équivalent de la boulangerie, de la charcuterie, de la mercerie… serait la cardiologie, la pneumologie… De temps en temps, ces services feraient leur quinzaine

commission médicale d'établissement (CME), élu par ses pairs, n'est pas l'homologue du directeur, même s'il est son interlocuteur privilégié : il n'exerce pas sur ses confrères le pouvoir et n'exerce pas les responsabilités dont le directeur a la charge à l'égard de ses collaborateurs. À ces deux dimensions, dans les hôpitaux universitaires, s'en ajoute une troisième, celle de l'enseignement et de la recherche et les pouvoirs d'influence du doyen dans les nominations.

2. **Gérer une structure ou gérer les soins : le point de vue du malade et les enjeux de la gestion hospitalière.** – Reprenons le point de vue du malade et, pour rendre notre propos moins abstrait, choisissons le cas d'un homme de 65 ans, insuffisant cardiaque, hospitalisé pour la pose d'une prothèse de hanche.

Pour lui, l'hôpital est une adresse dans la ville, un bâtiment souvent familier. Il connaîtra de l'hôpital un ou plusieurs de ses services pour y avoir vu naître ses enfants ou rendu visite à un parent ou un ami. La qualité de son séjour, à commencer par la qualité des soins, dépendra de la bonne gestion de plusieurs processus complexes. Il s'agit de services à la personne, à une personne malade dans notre cas et le plus souvent anxieuse.

Donnons approximativement la chronologie des grandes étapes de son séjour. Il va solliciter directement ou indirectement de nombreux services de l'hôpital. La qualité des soins dont il sera l'objet dépendra de chacun d'entre eux et de leur coordination.

Notre patient aura vraisemblablement commencé par téléphoner. Il aura attendu plus ou moins longtemps au standard, puis été transféré au secrétariat du service

commerciale pour se souvenir qu'ils sont dans la même institution mais, pour l'essentiel, ils sont chacun seuls maîtres de leur propre fonctionnement.

d'orthopédie qui lui aura donné un rendez-vous pour une consultation quelques semaines ou quelques mois plus tard.

Le jour de la consultation, il commencera son parcours par le service des admissions, remplira différents formulaires et, en échange, on lui fournira un dossier, un numéro et quelques étiquettes nécessaires à la reconnaissance non ambiguë de son identité. Muni de ce viatique administratif, il sera reçu par le secrétariat de la consultation puis par le chirurgien qui, s'il confirme l'indication, prescrira plusieurs examens biologiques et radiologiques ainsi qu'une consultation par un cardiologue et un anesthésiste avant la date de l'intervention.

Il passera payer le ticket modérateur de sa consultation à la caisse, service sous une tutelle différente de celle de l'administration hospitalière – elle dépend de l'administration du Trésor.

Il reviendra pour ses examens avec le même déroulement et souvent par de longs couloirs alors qu'il souffre de la hanche.

Puis, il sera hospitalisé. Cette hospitalisation commencera aussi par la constitution d'un dossier d'admission avec deux volets, l'un administratif et l'autre médical, un autre numéro lui sera souvent donné[1] ainsi que d'autres étiquettes. On lui indiquera sa chambre et son numéro de poste téléphonique et lui demandera s'il veut louer une télévision (c'est en général une autre procédure et un autre service). Puis, s'il a le droit de se nourrir, il pourra, peut-être, choisir un menu qu'il ingurgitera le soir vers 18 heures. Il recevra la visite du chirurgien et de l'anesthésiste qui prendront à nouveau connaissance des résultats des examens biologiques et des images radiologiques. Les deux praticiens informeront le patient des risques liés à l'anesthésie et à l'acte opératoire. Un sédatif sera vraisemblablement prescrit.

1. Beaucoup d'hôpitaux français n'ont pas encore de numéro unique par patient, mais donnent un nouveau numéro à chaque admission.

Le lendemain, il sera réveillé vers 7 heures pour… lui demander s'il a passé une bonne nuit, pour prendre sa température et sera préparé pour l'intervention. Des brancardiers viendront le chercher pour le conduire au bloc opératoire. Il découvrira l'hôpital et les ascenseurs en regardant le plafond. Au bloc, il attendra plus ou moins longtemps d'être endormi et puis pour lui, il ne sera conscient de rien jusqu'au réveil dans la salle prévue à cet effet.

Au bloc, le chirurgien et son équipe, ainsi que l'anesthésiste, vont travailler plusieurs heures avec grande minutie et précision en respectant de très strictes règles d'asepsie et en surveillant toute défaillance cardiaque.

Si le malade récupère bien, il ne passera pas en soins intensifs et sera replacé dans sa chambre où une attention sera portée à sa plaie, à ses douleurs, à son état général. Il préparera les formalités de sortie et ne paiera que le forfait hôtelier et quelques frais annexes[1]. Ce forfait sera ensuite lui-même remboursé par l'assureur complémentaire ou par le mécanisme de la couverture médicale universelle (CMU).

Au cours de son séjour, notre patient aura donc rencontré le chirurgien, l'anesthésiste, le cardiologue, le radiologue et les manipulateurs du service d'imagerie, les infirmières, les aides-soignantes, le personnel de ménage, le personnel administratif chargé des entrées, des sorties et de la facturation, l'assistante sociale… mais la qualité de son séjour dépendra de très nombreuses autres personnes et services qu'il ne rencontrera pas physiquement : les biologistes, le pharmacien, le personnel des cuisines, le standard téléphonique, l'équipe de direction…

Cette description non exhaustive montre que la qualité de l'intervention va dépendre du bon déroulement de nombreux processus :

1. Son intervention étant complexe (K > 50), elle sera remboursée à 100 %.

- *les processus administratifs :* admission, facturation, rendez-vous… ;
- *les processus hôteliers :* ménage des chambres, des locaux techniques, des parties communes… nettoyage du linge, commande, fabrication, transport et distribution des repas, gestion des téléphones et de la télévision, chauffage et climatisation, eau chaude et froide, sanitaires… ;
- *les processus médico-administratifs :* organisation du bloc opératoire, de l'occupation des chambres, des rendez-vous en consultation ;
- les processus médico-techniques :

- en biologie : prélèvement – transport – réalisation – commentaires – transmission à l'équipe clinique, des résultats des examens biologiques,
- en imagerie : prise de rendez-vous – transport – examen radiologique – commentaires des examens – retour du malade,
- il en est de même de la pharmacie (commande, livraison, distribution des médicaments et autres produits de la pharmacie), du matériel à usage unique… ;

- *les processus cliniques :* examens des cas, discussions, interventions, nouveaux suivis, nouveaux examens, nouvelles décisions.

En principe, chaque étape de ce processus est enregistrée et contribue à enrichir un système d'information plus ou moins informatisé et partagé par tous les acteurs de ce processus.

Le système d'information et de communication devient de ce fait le système nerveux de l'hôpital.

En outre, l'essentiel du temps des hospitaliers est consacré à la collecte, au traitement et au transfert d'informations. « Bonjour madame. Avez-vous bien dormi ? Quelle est votre température ? Où souffrez-vous ? Est-ce que le résultat de l'analyse de sang est arrivé ?, etc. »

Graphique 3. – **La commande d'un examen radiologique pour un malade hospitalisé dans un service clinique**

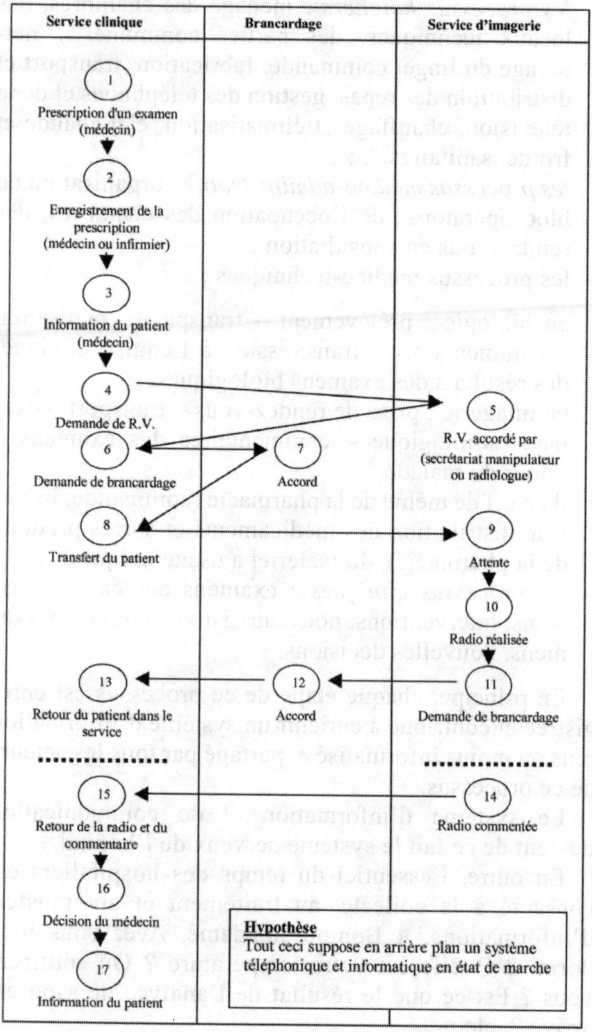

Les hôpitaux français restent encore le royaume de la communication verbale. Les sommes consacrées au traitement de l'information et notamment de l'information médicale sont notoirement insuffisantes : 1,5 % des dépenses en France en 2014, plus de 4 % aux États-Unis et dans quelques hôpitaux français dont les centres de lutte contre le cancer qui, historiquement, ont toujours disposé de bons dossiers médicaux[1].

À l'exception des processus internes à chaque service médical ou administratif, les processus interservices fonctionnent mal car, soulignons-le encore une fois, chaque pôle, si ce n'est chaque service se considère comme étant indépendant.

Le paradoxe de la situation actuelle, et, à notre avis, une des raisons importantes de la crise des établissements de soins, provient du fait que le progrès médical impose une forte division du travail et que cette division du travail implique des mécanismes de coordination (système d'information, procédures, règles…) qui n'existent pas. Pour ce qui est du fonctionnement des pôles et services cliniques, le directeur peut rarement imposer son point de vue, car cela sera vécu ou dénoncé comme une intrusion administrative dans le champ médical, et le président de la CME n'a pas envie de se mêler du problème de ses confrères et ne considère pas que ce soit ni son rôle ni conforme à sa conception de la déontologie.

C'est ainsi, par exemple, que dans un CHRU, une étude portant sur l'accueil des urgences orthopédiques a montré que le facteur limitant la qualité des soins était non pas le service des urgences, mais l'organisation de la radiologie. Le chef de ce service a fait savoir à son confrère des urgences qu'il n'avait aucune intention de modifier son organisation interne ! L'étude a rejoint les tiroirs, et les patients attendent toujours, alors qu'ils pourraient être plus rapidement pris en charge.

1. Peut-être, est-ce parce que le directeur de ces centres est un médecin.

Graphique 4. – **Le trajet du malade est concerné par différentes structures***

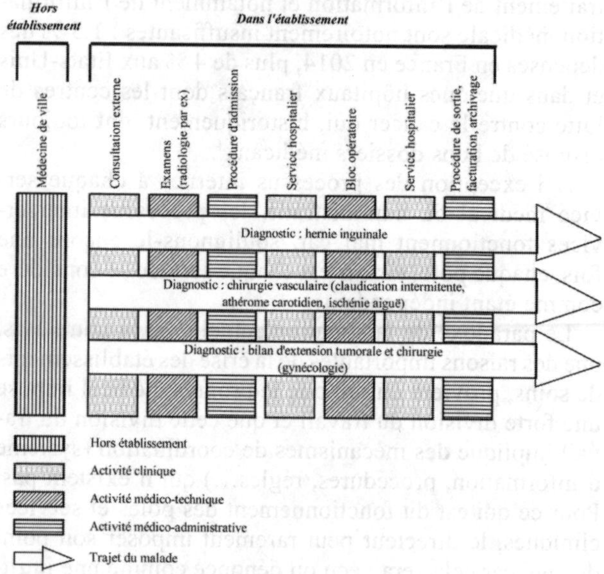

*La qualité globale dépend donc de chacune d'elles et de leur coordination.

Remarquons à cette occasion que le temps du malade à l'hôpital ne compte pas ou peu en dépit des grands discours pour le mettre « au centre du système de santé », alors qu'on ne lui répond pas au téléphone. Il subit l'organisation hospitalière. Dès 6 h 30 du matin, le personnel défile pour prendre sa température, son pouls, une prise de sang, lui demander s'il a bien dormi, lui apporter une carafe d'eau, son petit déjeuner, ses médicaments… C'est l'organisation du travail du personnel, ou plus précisément de chacune des professions, qui prime sur toute considération de l'état du malade et de sa capacité à supporter ces allées et venues.

3. **L'organisation administrative et hôtelière.** Jusqu'à présent, nous avons surtout parlé du versant médical. Le versant économique, financier, hôtelier et administratif fonctionne comme une bureaucratie traditionnelle de l'Administration française.

Le directeur coiffe plusieurs services : économiques, financiers, ressources humaines, investissements et travaux… Eux-mêmes subdivisés en sous-directions, en bureaux et dont le nombre et l'importance varient avec la taille de l'hôpital.

IV. – Gestion ou administration des hôpitaux ?

La loi du 31 juillet 1991 indique que « les établissements de santé sont des personnes morales… dotées de l'autonomie administrative et financière ».

Il ne faudrait pas prendre cette déclaration à la lettre, car il n'en est rien. L'autonomie est très relative. Diriger un hôpital consiste d'abord à tenter[1] d'appliquer des textes. Il s'agit donc plus d'administration que de gestion[2].

Le conseil de surveillance dispose de très peu de pouvoir, le budget est arrêté par l'agence régionale de santé (ARS), les agents, comme c'est la règle dans la fonction publique française, sont recrutés par concours. Ils appartiennent à des corps regroupés en catégorie A, B, et C et dépendent en majorité du titre IV de la fonction publique, celui de la fonction publique hospitalière. Leur avancement est soumis à des commissions administratives paritaires (CAP). Les cadres supérieurs

1. Ils sont trop nombreux pour être tous appliqués, il leur arrive en outre d'être contradictoires.

2. Il ne s'agit pas d'un jeu de mots : « gérer » consiste à chercher à atteindre des objectifs avec des contraintes budgétaires ou des contraintes de marché. Les procédures retenues dépendent de l'objectif à atteindre et peuvent être modifiées. « Administrer » consiste à faire appliquer des procédures préexistantes.

(catégorie A) sont exclusivement recrutés à la sortie de l'École des hautes études en santé publique (EHESP). Ils ont pour la plupart une formation juridique et de sciences politiques. Bien formés, ils n'ont cependant ni formation technique ni formation hôtelière. Quant au directeur, il peut être fonctionnaire (la règle) ou, par dérogation, contractuel. Dans ce dernier cas, il sera recruté sur la base d'un contrat de service public d'une durée de trois ans renouvelable une fois.

Les hôpitaux manquent d'ingénieurs en particulier et de cadres techniques en général. La très forte tradition d'autarcie[1] des établissements de soins voudrait qu'un hôpital fasse tout. La sous-traitance, qui pourtant a commencé il y a plus de quarante années, est encore peu développée dans les hôpitaux publics, elle l'est beaucoup plus (linge, alimentation) dans les établissements privés.

Le directeur n'est que « l'ordonnateur » des dépenses. Il les engage mais il ne peut pas, comme dans toute la fonction publique, rédiger un chèque ; seul l'agent comptable, fonctionnaire du ministère de l'Économie et des Finances en a le droit.

Au nom de la sécurité des soins, des patients et des installations, 42 familles de règlements s'appliquent aux établissements de soins. La liste ci-après est édifiante et, cependant, limitative car aux établissements de soins s'appliquent aussi les règles générales d'urbanisme, celles plus spécifiques des institutions accueillant du public, le cas échéant celles qui touchent aux immeubles de grande hauteur ou aux monuments historiques et ainsi de suite.

1. Dans les années 1960, il y avait encore à l'Assistance publique de Paris une boucherie et une boulangerie centrale. Beaucoup d'hôpitaux, jusque dans les années 1980, élevaient encore des cochons !

Liste des items relatifs à la sécurité sanitaire dans les établissements de santé

1. Sécurité des soins

1.1. Information du patient	SGS
1.2. Dossier du patient	SGS
1.3. Sécurité d'utilisation des produits et vigilance	
1.3.1. Sécurité d'utilisation des produits sanguins labiles et hémovigilance	SGS + SGR
1.3.2. Sécurité d'utilisation des organes, tissus, cellules, produits de thérapie cellulaire et génétique et bioviligance	
1.3.2.1. Banque de tissus	SAQ
1.3.2.2. Biovigilance	SGS + SGR
1.3.3. Sécurité d'utilisation des médicaments et pharmacovigilance	
1.3.3.1. Pharmacie	SGS
1.3.3.2. Circuit du médicament	SAQ
1.3.3.3. Pharmacovigilance	SGS + SGR
1.3.4. Sécurité d'utilisation des dispositifs médicaux et matériovigilance	SGS + SGR
1.3.5. Sécurité d'utilisation des réactifs et réactovigilance	SGS + SGR
1.4. Gestion du risque infectieux	
1.4.1. Organisation de la lutte contre les infections nosocomiales	SGS
1.4.2. Stérilisation des dispositifs médicaux	SAQ
1.4.3. Désinfection des dispositifs médicaux	SAQ
1.4.4. Prévention de la maladie de Creutzfeld-Jacob	SGS + SGR
1.5. Activités de soins	
1.5.1. Sécurité anesthésique	SGS + SAQ
1.5.2. Secteur opératoire	SGS + SAQ

1.5.3. Sécurité périnatale	SGS + SAQ
1.5.4. Sécurité en réanimation	(SGS)
1.5.5. Accueil et traitement des urgences	SGS
1.5.6. Secteur de biologie : laboratoire d'analyses de biologie médicale	SAQ
1.5.7. Structures de soins alternatives à l'hospitalisation	SGS
1.5.8. Activité médicale à la procréation médicalement assistée	SGS
1.5.9. Génétique	
1.6. Protection des patients contre les rayonnements ionisants	SGR
2. Sécurité des personnes et des locaux	
2.1. Prévention des risques liés à l'inhalation de poussière d'amiante	SGS + SGR
2.2. Protection du personnel contre les risques chimiques	SGR
2.3. Protection du personnel contre le risque lié à la manipulation des produits cytostatiques	SGR
2.4. Protection du personnel contre le risque biologique	SGR
2.5. Protection du personnel contre les rayonnements ionisants	SGR
2.6. Sécurité antimalveillance	SGS + SGR
2.7. Sécurité incendie	SGS + SGR
2.8. Sécurité électrique	SGS
2.9. Activités susceptibles d'être soumises à la réglementation des installations classées pour la protection de l'environnement	SGR
2.10. Accidents de travail et/ou maladies professionnelles	SGS + SGR
3. Sécurité des aliments	
3.1. Hygiène alimentaire	
3.1.1. Cuisine	SAQ + SGR

3.1.2. Biberonnerie	SAQ + SGR
3.2 Eau potable (eau d'alimentation)	SGS
3.3 Lacatrium	SGS
4. Sécurité des fluides	
4.1. Eaux à usage médical	SAQ + SGS
Eau pour dilution des solutions concentrées pour hémodialyse	SGS
Eau purifiée	SGS
Eau pour préparation injectable	SGS
4.2. Eaux à usage technique	SGR
4.3. Eau chaude sanitaire	SGS
4.4. Gaz à usage médical	SGS
4.5. Qualité de l'air	
5. Gestion des déchets	
5.1. Gestion des déchets à risques infectieux et des pièces anatomiques	SGS + SGR
5.2. Gestion des déchets à risques radioactifs	SGS + SGR
5.3. Gestion des déchets à risques chimiques et toxiques	SGS + SGS
5.4. Gestion des déchets : effluents liquides	SGS
5.5. Élimination des archives médicales et administratives	SGS
6. Autres	
6.1. Blanchisserie	SAQ + SGR
6.2. Dispositifs médicaux sur mesure	SAQ

SGS : système de gestion de la sécurité ; SAQ : système d'assurance-qualité ; SGR : système de gestion des risques.

Source : CHU d'Amiens.

V. – Structures de la gestion hospitalière

Afin de comprendre les structures hospitalières, qu'elles soient décisionnelles ou consultatives rappelons que *l'hôpital public est à la fois :*

– une personne morale, autrement dit une entreprise ;
– une entreprise publique ;
– un établissement public de santé.

1. **L'hôpital est une entreprise.** – Comme toute entreprise, elle a :

– *pour organe de décision* : un directeur ;
– *pour instance de contrôle* : un conseil de surveillance qui se « prononce », « délibère » ou « contrôle » mais qui, contrairement à un conseil d'administration dans une institution privée, ne décide pas ou peu ; en effet, ses délibérations devront être approuvées par l'ARS ;
– *pour organe consultatif* : un comité technique d'établissement, le CTE (l'équivalent du comité d'entreprise des entreprises privées) et un comité d'hygiène, de sécurité et des conditions de travail (CHSCT).

L'hôpital : une entreprise

Instances décisionnelles	*Instances de contrôle et consultatives*
Directeur ou directeur général Le directoire	Conseil de surveillance CTE (comité technique d'établissement) CHST (comité d'hygiène, de sécurité et des conditions de travail)

A) *Composition et compétences du conseil de surveillance.* – Si les compétences paraissent très étendues, il se prononce sur la stratégie, le compte financier, le rapport annuel. Il donne un avis sur la politique qualité de l'établissement. Il devait nommer au plus tard en 2014 un commissaire aux comptes, mais si le principe de nomination de ce commissaire demeure, celle-ci est reportée car les décrets d'application n'ont toujours pas été pris à l'automne de cette année-là ! En pratique, c'est le directeur qui décide de pratiquement tout, sous l'œil attentif de l'agence régionale de santé (ARS). Le directeur de l'ARS en effet participe avec voix consultative au conseil de surveillance, peut demander l'inscription de toute question à l'ordre du jour (prérogative exceptionnelle en droit français) et exerce un contrôle de l'égalité *a posteriori* des décisions.

a) Compétences du directeur. – Il dispose depuis la loi du 21 juillet 2009 d'une compétence générale et absolue. Elle a été renforcée par le transfert d'attributions qui appartenaient jusque-là au conseil d'administration.

Le directeur est le représentant légal de l'établissement. Il gère le personnel. Il en est, à l'exception du personnel médical, l'autorité hiérarchique. Il est responsable des malades, de la discipline et du bon ordre de l'établissement.

Il décide, dans le domaine de la stratégie d'établissement, de la qualité, des finances, de la gestion du patrimoine et de la politique sociale. Mais aussi, il nomme, à l'exception des membres de droit, les membres du directoire, les chefs de pôle, les responsables de structures internes (services ou unités fonctionnelles). Enfin, s'il ne les nomme pas, il propose aux instances compétentes nationales la nomination et la mise en recherche des praticiens hospitaliers comme des directeurs adjoints et des directeurs de soins. Il peut enfin, et c'est important, admettre par contrat des professionnels libéraux.

Mais, le directeur général de l'ARS intervient très fortement sur tous ces aspects puisqu'il peut obliger les établissements à conclure une convention de coopération, voire même à fusionner avec un autre établissement !

Il est tenu à de très nombreuses obligations consultatives comme nous le verrons brièvement ci-après.

b) Le directoire. – Le directoire est une instance collégiale présidée par le directeur. Il est composé de sept membres dans les centres hospitaliers et de neuf dans les CHU. Son vice-président est le président de la CME.

Pour l'essentiel, c'est une instance de concertation et de conseil ; toutefois, le directoire doit approuver le projet médical de l'établissement.

B) *Les pôles d'activité.* – Les établissements hospitaliers sont organisés en pôle. Leur chef, praticien titulaire, est nommé pour quatre ans par le directeur sur présentation d'une liste établie par le président de la CME et, pour les CHU, après avis de l'instance universitaire compétente. Il met en œuvre, pour ce qui concerne son pôle, la politique de l'établissement. Pour ce faire, il a autorité sur les équipes médicales, soignantes et d'encadrement qu'il organise.

C) Les organes consultatifs analogues à ceux des entreprises.

a) Le comité technique d'établissement (CTE). – Il est présidé par le directeur. Le nombre de ses membres varie de dix à vingt selon la taille de l'établissement. Il est composé de représentants des collectivités locales, des représentants du personnel médical et non médical (dont au moins un représentant du personnel infirmier) et de personnalités qualifiées dont deux nommées par l'ARS et deux représentants des usagers. Ce conseil doit se réunir au moins une fois par trimestre et est consulté sur toutes les grandes questions touchant à la vie de l'établissement en général (projet d'établissement, budget…), aux questions sociales et à l'organisation du travail en particulier.

b) Le comité d'hygiène, de sécurité et des conditions de travail (CHSCT). – Il est présidé par le directeur, comprend des représentants du personnel médical et non médical avec voix délibérative et de nombreux membres, dont le médecin du travail, avec voix consultative.

Ces missions et attributions sont classiques : amélioration des conditions de travail, analyse des risques professionnels, droit d'alerte, possibilité d'enquête…

2. **L'hôpital est une entreprise publique.** – Nous avons déjà vu qu'en conséquence le directeur était seulement ordonnateur des dépenses.

A) *Ses agents sont en grande majorité des fonctionnaires.* – Tous les agents publics sont recrutés par concours. Ils sont titulaires d'un grade et regroupés dans des corps. Pour tout mouvement ou avancement d'un agent, une commission administrative paritaire (CAP) doit être consultée.

Les commissions administratives paritaires peuvent être nationales, départementales ou locales selon les catégories de personnel concernées. Pour siéger, elles ont toutes pour obligation d'avoir un nombre égal de représentants du personnel et de l'administration.

Elles sont compétentes pour tout ce qui a trait à la carrière individuelle des agents.

Ceci explique pourquoi le taux de syndicalisation est relativement élevé dans les hôpitaux, car les membres des commissions paritaires, représentant le personnel, sont élus sur des listes syndicales.

B) *Il est soumis au contrôle de l'ARS, au contrôle financier d'un fonctionnaire du Trésor public et au Code des marchés publics.* – L'hôpital est de fait un établissement public administratif, où l'État détient quasiment tous les pouvoirs et, notamment, applique depuis plusieurs siècles la séparation entre l'ordonnateur (le directeur de l'établissement) et le comptable (ce dernier n'est pas sous sa tutelle hiérarchique mais sous celle du Trésor et de la comptabilité publique). Un directeur d'hôpital passe une commande, mais il ne la paye pas, il ne reçoit pas d'argent. Cette très vieille distinction – elle date du

Moyen Âge – fait l'hypothèse implicite que tout fonctionnaire est un prévaricateur potentiel. Ce qui est plus certain, c'est que la lourdeur des procédures conduit les fournisseurs à prendre des précautions et à vendre aux hôpitaux le kilo de sucre plus cher que chez un petit épicier ! L'hôpital est toujours un payeur tardif, pas nécessairement toutefois un mauvais payeur.

C) *Le contrôle des établissements et de leur direction.* – Le directeur peut avoir à rendre compte de ses actes devant :

- l'ARS qui a des pouvoirs spécifiques en matière de pilotage, de coordination et de surveillance des hôpitaux ;
- la chambre régionale des comptes, la Cour des comptes, la Cour de discipline budgétaire et financière ;
- les tribunaux administratifs, en cas de faute de service ;
- les tribunaux judiciaires et notamment pénaux, en cas de faute personnelle détachable du service.

Il peut être contrôlé par l'Inspection générale des affaires sociales (IGAS) et, plus rarement par l'Inspection générale des finances (IGF).

L'hôpital : une entreprise publique

Instances de contrôle	*Instances décisionnelles*	*Instances consultatives*
Agence régionale de santé Chambres régionales et Cour des comptes Inspection générale des affaires sociales (IGAS) Inspection générale des finances (IGF)	Directeur Comptable du Trésor	CAP (commissions administratives paritaires)

3. **L'hôpital est un établissement public de santé.** – Cela lui vaut l'existence de nombreux organes

consultatifs, dont le plus important est indéniablement la commission médicale d'établissement (CME).

A) *La commission médicale d'établissement (CME).* Sa composition et son nombre de membres varient avec la taille et la nature (CHU/non CHU) de l'établissement. Plus important peut-être, et ceci est une heureuse évolution, il revient à chaque établissement de définir dans son règlement intérieur la propre composition de sa CME. Il existe d'une part des membres de droit (l'ensemble des chefs de pôles cliniques et médico-techniques) et d'autre part des membres élus, qui représentent les différentes et nombreuses catégories de personnel médical (praticien hospitalier titulaire, sages-femmes, attachés, internes...). La CME se réunit au moins quatre fois par an.

Le président est élu par l'ensemble de la commission pour, au maximum, deux mandats successifs de quatre ans. Il est maître de l'ordre du jour de la commission.

Sa légitimité provient de ses pairs et non pas de l'institution. Il n'est donc pas l'équivalent du *chief of medical staff* des hôpitaux américains qui est nommé par le conseil d'administration. Toutefois, il va jouer, au cours de son mandat, un rôle d'une importance considérable pour l'hôpital qui l'a choisi et, bien que ce terme soit juridiquement inapproprié, il va codiriger l'hôpital. Il est d'ailleurs, *es*-qualités, le vice-président du directoire.

La CME, non seulement donne, depuis toujours, un avis sur tous les grands actes de la vie de l'établissement, mais en prépare certains avec le directeur (projet d'établissement, organisation des activités médicales...). Une insistance nouvelle est portée sur la politique d'amélioration continue de la qualité et de la sécurité des soins ainsi que des conditions d'accueil et de prise en charge des usagers. Elle porte, notamment, sur la lutte contre les infections nosocomiales, le bon usage des médicaments et des dispositifs médicaux et la prise en charge de la douleur.

Ce parlement médical est un lieu central de la vie des établissements de santé.

B) *La commission du service des soins infirmiers, de rééducation et médico-technique (CSIRMT)*[1]. – C'est en quelque sorte le pendant infirmier de la CME et le début de la reconnaissance officielle de la spécificité de ce métier.

Cette commission n'a cependant pas, loin s'en faut, les compétences de la CME, à l'exception du projet d'établissement pour lequel elle est consultée, et aujourd'hui « informée », notamment du règlement intérieur de l'établissement et du rapport annuel. Ses compétences ne concernent que ce qui touche aux soins infirmiers, à la formation, à la recherche dans ce domaine… ainsi qu'à l'amélioration de la qualité et à l'accueil des patients.

Cette commission est présidée par l'infirmier général ou un infirmier surveillant chef, nommé par le directeur.

C) *Le Comité de lutte contre les infections nosocomiales (CLIN)*. – Il a pour mission de surveiller les infections dans l'établissement, de proposer et de promouvoir des actions de formation dans ce qui demeure le premier souci de tous les hospitaliers du monde.

Pour les CHU, il existe un comité de coordination hospitalo-universitaire.

L'hôpital : un établissement de santé…

Instances décisionnelles	*Instances consultatives*
Le directeur	CME (commission médicale consultative)
	CSIRMT (Commission des soins infirmiers de rééducation et médico-technique)
	CLIN (Comité de lutte contre les infections nosocomiales)
	Conseil de service ou de département

1. Décret du 30 avril 2010.

…et un emboîtage institutionnel

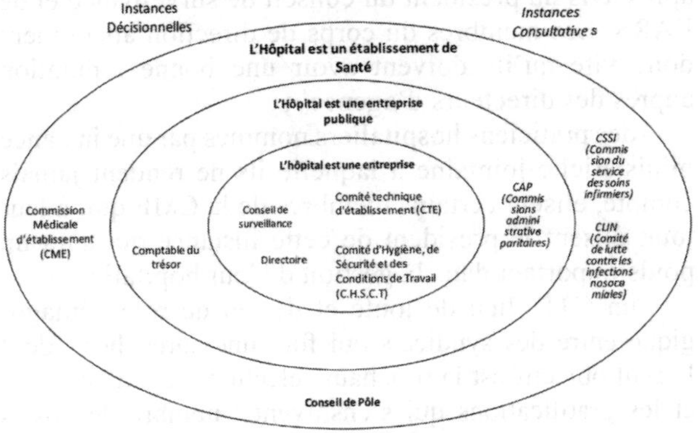

VI. – Résumé et commentaires

Le premier terme qui vient à l'esprit est celui de complexité, et encore nous ne sommes pas entrés dans le détail des procédures de convocation et de *quorum* de ces commissions et comités qui peuvent rendre fou le plus tatillon des bureaucrates. Mais la complexité n'est pas un problème en soi. Elle nécessite certes des professionnels hautement qualifiés, mais elle peut être affrontée et gérée, d'autres grandes organisations modernes ont à traiter de questions similaires et le font avec efficacité dans des environnements plus difficiles encore.

À l'hôpital, la complexité, comme la démocratie interne, est plus imposée que choisie. Les médecins et les autres catégories d'agents ne confrontent jamais institutionnellement leur point de vue même si un médecin siège au CTE et un représentant du CTE à la CME.

Résumons la situation des hôpitaux publics français :

– un conseil de surveillance avec peu de pouvoir, contrôlé en bonne partie par l'ARS qui nomme une partie de ses membres ;

– un directeur omnipotent nommé par le ministre, après avis du président du conseil de surveillance et de l'ARS. Les membres du corps de direction apprennent donc vite qu'ils doivent avoir une bonne réputation auprès des directeurs d'agence[1] ;

– des praticiens hospitaliers nommés par une instance ministérielle lointaine à laquelle ils ne rendent jamais compte, élisent certains membres de la CME qui, à leur tour, élisent le président de cette instance qui aura un poids important dans la gestion de leur hôpital[2] ;

– un CTE, lieu de joute et de jeu de rôle démagogique entre des syndicats qui font une surenchère, dont le seul objectif est la prochaine élection à ce même CTE et les gratifications qui s'ensuivent : nombre de postes de permanents syndicaux, heures syndicales… En effet, le pouvoir local, le directeur, dispose de très peu de marge de manœuvre, quasiment toutes les questions sont traitées par les statuts : indices, grades, conditions d'avancement ; par le budget : taux d'augmentation de la masse salariale et du point d'indice de la fonction publique hospitalière ; ou enfin par la grève qui permet des « avancées sociales », des rallonges souvent substantielles.

> Le directeur, parfois avec l'aide de son président de CME, mais le plus souvent seul, est celui qui porte l'essentiel des contradictions entre le pouvoir central et le pouvoir local, les médecins et les autres catégories de personnel.

1. Certains directeurs, excellents professionnels, mais au tempérament trempé, auront vraisemblablement, pour manque de souplesse bienveillante à leur « patron », le directeur de l'agence régionale de santé, des difficultés de carrière.

2. Imagine-t-on aujourd'hui une autre entreprise, fût-elle publique, EDF par exemple, dont les directeurs techniques seraient nommés par le ministre de l'Industrie et qui éliraient le directeur de la production ?

Il conviendrait de revenir en France à une situation « normale », au sens où elle est la norme dans la plupart des pays développés. Cela n'a pas été le choix de la réforme de 2009. En effet, elle a étatisé l'hôpital : au lieu de lui procurer son indépendance, cette institution s'est fondue dans l'État. Il y a une ligne hiérarchique directe entre le ministre, l'ARS et le directeur. Ceci non seulement politise l'hôpital, mais donne du poids à tous ceux qui souhaitent le maintien du *statu quo*. Avec un tel système, il est facile de transformer un problème de gestion en problème politique. Il eût fallu couper le cordon, la réforme l'a renforcé, et redéfinir les pouvoirs :

- un conseil d'administration (et non pas de surveillance) qui retrouverait une compétence générale et absolue, et donc la responsabilité civile et pénale. Ce qui supposerait que son président soit rémunéré ;
- un directeur et un président de la CME nommés par ce conseil comme tous les chefs de service et tous les responsables de l'établissement ;
- un CTE et un CHST, mais avec, simultanément, une beaucoup plus grande liberté dans la gestion des emplois, des carrières et des rémunérations ;
- un contrôle qui porte sur la nature et la qualité du service, pas sur les procédures.

La réforme a bien trouvé un « patron » : le directeur, mais il n'est pas indépendant, il est le représentant local d'une bureaucratie politisée. Nous n'avons pas fini d'en payer le prix ! Le pouvoir central, qui n'a pas choisi de déléguer, ne pourra donc guère se plaindre de voir « remonter » à Paris toutes les contradictions non seulement du système dans son ensemble, mais aussi des affaires locales[1]. L'hôpital était tenu par une logique de corps et de services plus que par une

1. En 1985, la direction des Hôpitaux, à la demande du ministre ou de son cabinet, a traité ainsi plus de 2 600 interventions !

logique d'institution, il s'y ajoute aujourd'hui celle d'une bureaucratie centralisée. La légitimité dominante aurait dû être celle de l'institution qui se bat pour son autonomie, son avenir, ses patients, ses employés. Ce n'est pas ce qui s'est passé : la légitimité dominante est celle de l'État. Il est curieux qu'un gouvernement placé à droite de l'échiquier politique ait fait voter une réforme de type soviétique. Parions que, très vraisemblablement, un jour, les mêmes causes produiront les mêmes effets.

Une nouvelle réforme est annoncée pour l'année 2015. Elle donnerait un peu plus de pouvoir aux représentants de la CME et, ce faisant, ne changerait pas grand-chose si ce n'est ajouter de nouvelles contraintes à de nombreuses autres déjà très, trop, pesantes.

Chapitre IV

LA GRANDE ÉTAPE DE LA VIE DE L'HÔPITAL

I. – Les ressources financières et le budget

Les hôpitaux publics et les établissements privés à but non lucratif, participant au service public hospitalier, étaient uniquement financés par le mécanisme de la dotation globale de financement jusqu'au premier janvier 2004. Les autres l'étaient par un système de prix de journée et de forfaits – plafonnés, en principe – par un objectif quantifié national (OQN) voté chaque année par le Parlement. Ces mécanismes ont été remplacés, pour les établissements de court séjour, par un financement à l'activité, complété par quelques mécanismes de financement forfaitaires. Toutefois, même si les principes sont analogues pour les établissements privés à but lucratif, les modalités diffèrent, et pas seulement parce que les honoraires des praticiens libéraux qui exercent dans ces établissements sont exclus du forfait.

Comme l'indique le tableau 5 page suivante, les sommes concernées par ces évolutions sont considérables.

1. **Du prix de journée à la dotation globale.** Jusqu'en 1984 pour les CHR et en 1985 pour les autres établissements publics, les hôpitaux étaient financés par un système de prix de journée. Toutefois, déjà, les prix de journée du public ne se comparaient pas à ceux du privé, car ils incluaient à l'hôpital la rémunération des médecins, ce qui n'a jamais été le cas dans les établissements privés.

Tableau 5. – **Évolution des dépenses hospitalières dans les dépenses de santé *(en milliards d'euros)***

	2009	*2010*	*2011*	*2012*	*2013*
Consommation de soins et biens médicaux	171,1	175,4	178,9	182,7	186,7
Consommation de soins hospitaliers	79,2	81,4	82,4	84,5	86,7
dont soins hospitaliers en secteur public	60,5	62,1	63,3	65	66,8
dont soins hospitaliers en secteur privé	18,7	19,3	19,1	19,6	19,8
Part des dépenses de soins hospitaliers et en sections médicalisées dans les dépenses de soins et biens médicaux	46,2 %	46,4 %	46,05 %	46,2 %	46,4 %

Champ : France métropolitaine et DOM.
Sources : DREES, Comptes de la santé (base 2010).

Le système des prix de journée était très inflationniste[1], favorable aux établissements et très coûteux pour l'assurance-maladie ; aussi fut instauré le mécanisme de la « dotation globale » (et non pas du « budget global »). Cette dotation était une fiction juridique même si elle avait des conséquences financières très pratiques : elle représentait, en théorie, la somme des remboursements que l'assurance-maladie devait verser à un hôpital l'année *n* + 1, si ses patients étaient les mêmes que ceux de l'année *n* – 1 et payaient pour chaque séjour le prix de l'année *n* augmenté d'un taux directeur (jusqu'ici toujours positif). En fait, il s'agissait bien d'un « budget global » de fait sinon de droit.

1. En 1973, les dépenses hospitalières ont crû de 28 %, ce qui est beaucoup, même quand l'inflation est voisine de 14 %.

Beaucoup de contrevérités ont été dites sur ce mécanisme de financement par dotation globale, et de nombreux commentateurs ont confondu les modalités d'application et les textes. Le décret du 11 août 1983 permettait en effet de moduler la dotation en fonction de « l'activité » de chaque établissement. Il est vrai que les modulations, en pratique, ont été limitées. Car le problème pour la tutelle, départementale à l'époque, puis régionale, est non seulement de mesurer cette activité, mais aussi de décider de transferts de fonds, ce qui n'est jamais politiquement aisé.

S'appuyer sur l'activité réelle de chaque établissement n'aurait été que justice, mais en réalité l'histoire financière, c'est-à-dire ses budgets passés, a continué d'être le déterminant principal des sommes qui lui ont été allouées. La paix sociale l'a emporté sur la justice sociale et l'efficacité économique. Certes, il a existé des « marges de manœuvre », des « modulations d'enveloppe » par région ou par établissement, mais la dotation globale a toujours été conservatrice surtout quand, à l'occasion de la mise en place des trente-cinq heures, le gouvernement de l'époque n'a pas profité de cette opportunité pour réduire les inégalités de dotation en personnel.

2. **La tutelle financière des établissements de soins.** – Du fait de la transformation profonde introduite par la tarification à l'activité, l'exercice de la tutelle s'est profondément modifié. Les principes ont en effet évolué et, avec eux, la terminologie. Toutefois, la tutelle n'en demeure pas moins rigoureuse. Elle s'exerce principalement à partir de trois documents :

- un état de prévisions de recettes et de dépenses (EPRD) ;
- un tableau prévisionnel des effectifs rémunérés ;
- un plan global de financement pluriannuel portant au minimum sur cinq années.

Si certains crédits sont évaluatifs, d'autres sont limitatifs, et notamment les crédits de personnel qui requièrent donc l'approbation de l'ARS.

Le compte de résultat prévisionnel des recettes et des dépenses est soumis à approbation de l'agence régionale de santé.

Passant d'une logique budgétaire à une logique économique, le calendrier s'est transformé. En effet, le Parlement vote la loi de finances de la Sécurité sociale au plus tard le 31 décembre de l'année précédente.

Il faut que l'État constate ce vote avant de décliner ses objectifs et ses dotations. Il doit le faire dans les quinze jours qui suivent le vote afin de les notifier aux institutions concernées. Puis, quinze jours plus tard doivent être définis les tarifs des GHS publics et privés et le MIGAC. Ils sont transmis à chaque agence régionale, puis à son tour le directeur de l'agence régionale de santé peut moduler certains paramètres afin de les notifier à *chaque* établissement. L'établissement doit en conséquence bâtir son budget, le faire voter au plus tard le 15 mars de l'année concernée.

Ceci est incontestablement un grand progrès, d'autant que l'approbation de l'EPRD est tacite si, dans un délai de trente jours, le directeur de l'ARS ne s'y est pas opposé. Les raisons d'un refus peuvent être multiples et, notamment, si les propositions ne sont pas conformes au contrat prévisionnel d'objectifs et de moyens (CPOM). Par ailleurs, en période de rigueur, comme c'est le cas en 2015, et pour les années à venir, de très nombreux établissements sont en grande difficulté financière, l'approbation tacite est donc l'exception et non pas la règle.

La procédure repart alors : l'établissement doit soumettre un nouveau projet et, s'il ne le fait pas ou s'il n'est toujours pas conforme, c'est *l'ARS qui arrête l'EPRD.* On voit donc que la tutelle financière est très forte et s'apparente, avec moins de ménagement encore, à celle qu'exerce dans le secteur privé une entreprise à l'égard de ses filiales.

3. **La tarification à l'activité (T2A).** – Cette très importante réforme bouleverse la gestion hospitalière. Certes, elle l'a fait progressivement car huit années (2004-2012) ont été prévues pour sa montée en charge ; mais l'activité joue de nouveau un rôle essentiel dans les recettes et modifie profondément la stratégie des institutions.

Remarquons encore que, même si le terme de « T2A » est aussi utilisé pour les soins de suite et la psychiatrie, il s'agit dans ces derniers cas, de fait, d'un retour au calcul d'un prix de journée pondéré par la lourdeur de la prise en charge du patient. Cela se justifie par le fait que c'est la prise en charge plus que la thérapeutique qui domine. La vraie révolution a donc été celle du court séjour, car il s'agit du paiement d'une somme forfaitaire pour une « pathologie » donnée. Il n'y a plus, comme nous allons le voir plus en détail, d'intérêt économique à allonger les séjours.

A) *Les principes de la réforme.* – Afin de comprendre cette réforme et de ne pas être perdu par sa complexité technique, tentons d'en donner les grands principes. Les recettes proviennent :

I) des tarifs de prestations correspondant aux séjours des malades traités dans l'établissement (tarifs par GHS) ;
II) d'une partie des médicaments et des dispositifs implantables qualifiés de « coûteux » et prescrits à chaque malade durant son séjour ;
III) des forfaits annuels « urgences » et « coordination de prélèvements d'organes » ;
IV) des missions d'intérêt général pour l'activité de court séjour ;
V) du forfait journalier.

a) Les tarifs de prestations.

– *Les malades hospitalisés sont classés dans des* GHS.

Au centre de ce système est, nous l'avons vu, la classification des malades en GHM (groupe homogène de malades) que nous avons présentée quand nous avons décrit le PMSI. Cette classification permet d'attribuer à la fin du séjour un GHM à chaque patient.

La réforme introduit un nouveau concept, celui de GHS *(groupement homogène de séjours)*. Dans la plupart des cas, les GHM et les GHS sont identiques, toutefois, dans quelques cas, il est prévu que le même GHM soit payé différemment selon la structure où il sera pris en charge. C'est par exemple le cas pour les malades de certains GHM admis dans des unités de soins palliatifs. L'établissement recevra donc plus d'argent pour un même malade quand il aura une unité de soins palliatifs que quand il n'en aura pas.

– *La distinction* GHM-GHS, *quand elle existe, décrit donc un effet de structure de prise en charge.* Cette possibilité est intéressante, car elle permet aux pouvoirs publics, par un mécanisme de prix, de donner un signal aux acteurs hospitaliers et donc de les inciter, pour reprendre notre exemple, à constituer des unités de soins palliatifs.

– *Chaque GHS a un tarif* publié chaque année.

– *Il est le même pour tous les établissements*, sauf pour certaines régions où il y a une majoration (Paris et sa première couronne et les départements d'outre-mer).

Ces tarifs ont été calculés de manière analytique à partir d'une base de données d'établissements publics et privés à but non lucratif. Le prix de l'année *n* est calculé à partir du coût moyen constaté de chaque GHM de l'année *n* – 2 des séjours hors séjours « extrêmes » (voir ci-dessous) de cette base. Sont ensuite appliqués les taux de croissance des dépenses hospitalières de l'année *n* – 1 et de l'année *n*.

– *Auquel peut s'ajouter ou se retrancher un prix de journée pour les séjours « extrêmes ».*

En effet, à ce tarif peuvent être ajoutés ou enlevés des tarifs de journées, également spécifiques de chaque

GHS, si les séjours dépassent la borne haute ou sont inférieurs à la borne basse de chaque GHS. La borne haute et la borne basse de chaque GHS sont également publiées chaque année[1].

Cette méthode purement statistique est depuis de longues années utilisée aux États-Unis. Elle permet de tenir compte des cas rares de durées de séjours anormalement longues ou courtes, quelles qu'en soient les raisons cliniques ou sociales.

Sans se focaliser sur les exceptions, il convient de retenir la règle de ce système de tarification, à savoir qu'à terme un séjour d'un malade donnera lieu au versement d'un forfait unique lié aux raisons cliniques de son hospitalisation et comparable d'un hôpital à l'autre.

– *Les activités externes.* Les consultations, examens diagnostiques, séances… sont facturés selon les modalités prévues par la CCAM (classification commune des actes médicaux) qui est utilisée par les médecins de villes, généralistes ou spécialistes, cliniciens ou radiologues ou biologistes ou odontologistes. Ce mode de calcul pénalise les activités externes.

b) Les médicaments et dispositifs implantables « coûteux ». – Pour permettre aux établissements d'offrir aux patients les traitements que leur état clinique impose et éviter que les établissements se transfèrent les patients onéreux, le système prévoit une facturation en sus du GHS de certains médicaments et de certaines prothèses implantables. La liste est publiée chaque année ainsi que les prix de facturation.

c) Les forfaits annuels « urgence » et « coordination des prélèvements d'organe ». – Dans les deux cas, le principe est le même : c'est un système en marche

1. La borne supérieure définissant un séjour extrême est : « moyenne + écart type + (P95 – P50) », calculée sur la transformation logarithmique des durées de séjour GHM par GHM.

d'escaliers. Pour les premiers passages ou les premiers prélèvements, l'établissement reçoit une somme forfaitaire annuelle. Cette somme augmente ensuite par tranche et non pas de manière continue comme pour les tarifs des GHS ou les consultations externes.

d) Les missions d'intérêt général pour l'activité de court séjour (MIGAC). – Il s'agit dans ce cas d'un versement forfaitaire, une « dotation globale » en quelque sorte, des activités d'enseignement et de recherche et, plus généralement, des activités spécifiques des CHRU. Ce n'est pas tant qu'une étude de coût analytique ait justifié un surcoût par rapport aux autres hôpitaux, c'est l'inverse : ce surcoût moyen étant constaté, il fallait trouver une manière acceptable de le verser sans faire la révolution. Une fois encore, la paix sociale a été préférée à la justice sociale.

e) Le forfait journalier. – Rien de nouveau dans le principe, il est de 18 € depuis 2010 pour les établissements publics et de 13,50 € pour les établissements privés.

B) *Les modalités de la réforme.* – Une réforme d'une telle ampleur ne peut être mise en œuvre brutalement. En 2004, elle ne concernait qu'une petite partie du budget (10 %), et l'impact négatif de l'hôpital le plus pénalisé ne dépassait pas plus de 1,5 %[1] ; c'était déjà beaucoup quand les établissements n'ont jamais eu l'habitude de tirer les conséquences sociales de leur inactivité économique. En 2005, l'ampleur était déjà tout autre puisqu'il s'agissait cette fois de 25 % du budget. L'application concerne maintenant 100 % du budget, d'où les difficultés financières de certains établissements, autrefois surdotés et qui ont eu du mal à s'adapter.

C) *La tarification à l'activité dans les établissements privés à but lucratif.* – Il importe d'en parler, car si les termes sont identiques, si l'on évoque dans les deux

1. L'activité n'est jamais nulle, c'est donc d'abord l'effet prix qui va jouer.

cas la T2A, *les tarifs n'ont pas été calculés de la même façon*. Nous avons vu que pour le secteur public et privé à but non lucratif, les tarifs des GHS étaient calculés à partir des coûts analytiques d'un échantillon d'établissements. Dans le secteur privé à but lucratif, ils l'ont été jusqu'en 2011 à partir de toutes les factures remboursées par l'assurance-maladie, pour tous les malades d'un GHS donné, dans toutes les cliniques de France.

En divisant le prix effectivement payé pour chaque séjour de chaque GHS par le nombre de séjours, on obtient un tarif moyen constaté de ce GHS.

Comme l'échantillon n'est pas le même et les durées moyennes de séjour sont différentes, qu'en outre, dans un cas les honoraires sont exclus et dans l'autre les salaires des médecins sont inclus, *ni les échelles ni les tarifs ne sont comparables*. Néanmoins, il y a un début de convergence, et même si celle-ci ne concerne qu'un peu plus de 1 % des GHS en 2011, elle progressait jusqu'en 2012. Cependant, après les élections de cette année-là, la ministre de la Santé a décidé de « mettre fin à la convergence », sans préciser (encore en 2015) comment les tarifs des établissements privés allaient évoluer.

L'autre différence majeure a consisté, jusqu'en 2011, dans la méthode retenue pour une montée en charge progressive. Dans le premier cas, nous l'avons vu, c'est la part de la T2A qui a progressé chaque année (10 % en 2004, 25 % en 2005) dans la contribution aux ressources de l'établissement. Dans celui des établissements privés à but lucratif, la T2A s'appliquait tout de suite à toutes les ressources de tous les établissements. Toutefois, pour éviter une variation trop brutale de ces ressources et donc permettre aux établissements de s'ajuster, il a été imaginé un double coefficient correcteur, le premier était régional, l'autre était spécifique à chaque établissement. Progressivement, ces coefficients disparaissent pour devenir nationaux, à un indice près.

D) *Les conséquences vraisemblables de la réforme. Elles sont nombreuses.*

La gestion des hôpitaux s'améliore. Il ne s'agit pas uniquement des données d'activité, mais aussi de la comptabilité analytique. Les établissements deviennent friands de comparaisons, ce que l'on appelle « benchmarking » en gestion d'entreprises, afin de voir comment leurs performances se situent par rapport à celles d'autres établissements. Toutefois, il demeurera difficile de comparer le public et le privé tant que l'unité de mesure, l'échelle des GHS, ne sera pas la même.

Une émulation va également s'instaurer entre les différents pôles de l'établissement. Les responsables devront y veiller, car cette émulation pourrait être malsaine. L'hôpital doit conserver son unité, considérer que le service qu'il rend à la population est global et éviter de se lancer dans des comparaisons, non pas tant des revenus induits par les GHS, mais des revenus des différentes activités. En effet, certaines, notamment les consultations externes, sont notoirement sous-payées.

Ce système a été, et continue d'être, à l'origine d'une forte pression sociale pour les établissements dont la dotation était trop favorable. Il change également la logique médicale, l'activité prime. Remarquons, une fois encore, que ceux qui soulignent que la qualité n'est pas encore bien prise en compte oublient que la même critique s'appliquait aux systèmes antérieurs de la dotation globale ou des prix de journée.

Ce système n'est source d'aucune économie globale puisque les prix ont été calculés par rapport à une moyenne.

La légitimité clinique d'un tel système demeure fragile, car il prend une moyenne pour une norme. Elle pourrait être grandement améliorée en demandant aux cliniciens concernés par cette pathologie d'indiquer des durées de séjour « cible » et non pas des séjours moyens.

Ce système peut être inflationniste, ce qui, en revanche, n'était pas le cas de la dotation globale. Pour lutter contre cet inconvénient majeur à l'échelle macroéconomique, il conviendra d'instaurer des systèmes de contrôle des pratiques cliniques pour éviter des hospitalisations abusives.

Enfin, faute d'avoir assoupli le fonctionnement des hôpitaux publics, il est à craindre que de nombreux praticiens s'en aillent vers le privé.

Aucun système n'est parfait. Celui-là est néanmoins, incontestablement, un progrès par rapport au système antérieur : rigide, inadapté, inefficace, injuste, onéreux... Si, au lieu de chercher un système parfait qui n'existe pas, on avait examiné avec la même attention les systèmes antérieurs à la T2A que l'on a tant tardé à mettre en place, il y a longtemps que cette réforme aurait été mise en œuvre. Il y a vingt-cinq ans, déjà, je pensais que cela serait pour l'année suivante !

II. – Le projet d'établissement et le contrat d'objectifs et de moyens

Depuis la loi du 31 juillet 1991, chaque établissement public ou privé participant au service public devait élaborer un *projet d'établissement*. Ce projet est devenu un élément essentiel du *contrat pluriannuel d'objectifs et de moyens* (CPOM), signé entre l'ARS et l'établissement (article L. 6114-1 à L. 6114-3 et L. 1435-3 du Code de la santé publique). Ces contrats sont signés pour une durée maximale de cinq ans (et impérativement pour cette durée s'ils comportent une mission de service public). Ils se situent dans le cadre des *schémas régionaux d'organisation sanitaire* (SROS). Schéma régional et contrats se substituent à la carte sanitaire supprimée par l'ordonnance du 4 septembre 2003[1]. Depuis la loi HPST, ces contrats s'appliquent à tous les établissements sanitaires, y compris donc les établissements privés à but lucratif, et aux

1. Patrick Allal, Patrick Fraisseix, Marie-Françoise Guilhemsans-Cabal et Marie-Odile Saillard, *Droit hospitalier. Établissements de santé, institutions sociales et médico-sociales*, Paris, Puf, 2003.

EHPAD. Ils concernent, depuis la loi HPST, l'application du schéma régional de prévention et le secteur médico-social. Par ailleurs, chaque hôpital se situe dans un *territoire de santé*. Ceci n'est pas nouveau, si ce n'est que ces territoires deviennent la base législative et réglementaire de l'organisation des soins. Il existe pour chaque territoire une « conférence de territoire ». S'y retrouvent les différents acteurs du système de santé à cet échelon. Elle s'efforce d'appliquer localement les politiques nationales et propose à l'ARS d'éventuelles révisions du projet régional de santé. Ses membres sont nommés pour quatre ans.

Notons surtout qu'à cet échelon, l'ARS peut contraindre les établissements à s'associer ou à fusionner, ce qui marque une fois encore l'absence d'indépendance stratégique des établissements.

Gérer malgré tout. – Dans cet ouvrage, nous avons délibérément choisi de nous intéresser non pas tant à la procédure qu'au fond et de tenter, même succinctement, de répondre à la question suivante : *comment, en dépit des lourdeurs et contraintes brièvement décrites au chapitre précédent, faire vivre un hôpital ?*

On ne crée plus en France d'hôpitaux[1]. Chaque établissement a donc aujourd'hui, comme à tout instant, une histoire récente, mais le plus souvent ancienne, des locaux, un budget, du personnel, une réputation, des concurrents – on en a toujours –, des conflits latents ou ouverts… C'est une organisation vivante qu'il convient de faire évoluer parce que la médecine se transforme, que de nouvelles techniques et compétences apparaissent, que la clientèle change, que les exigences de qualité et d'efficacité s'accroissent. L'hôpital est un système

1. Il arrive, comme pour l'hôpital européen Georges-Pompidou à Paris, que l'on construise une nouvelle unité, mais c'est alors par regroupement d'établissements anciens (Boucicaut, Broussais, Laennec, une partie de Necker).

ouvert qui doit s'adapter aux transformations de son environnement et de ses dimensions scientifiques, techniques, économiques, sociales, politiques, juridiques et réglementaires... pour ne citer que les plus importantes.

S'il existait un marché, cette préoccupation renverrait pour l'essentiel à la stratégie d'entreprise abondamment décrite dans les manuels de gestion. Elle aurait, pour un établissement de soins, quelques particularités. En effet, la demande de soins des malades est liée à leur maladie, et l'étude des maladies dans une population est rendue possible grâce à l'épidémiologie, discipline qui relève à la fois de la médecine et des sciences sociales. Mais, cette particularité soulignée, l'élaboration de la stratégie d'un hôpital public ressemble justement à celles des autres entreprises. Seule la sanction immédiate du marché diffère, même si à terme un hôpital en perte de vitesse verra son activité se réduire. De nombreux hospitaliers sont convaincus de la spécificité absolue de leur secteur. Il n'en est rien.

Dans cet ouvrage d'initiation à l'institution hospitalière, nous limiterons notre analyse des questions de gestion à leur examen sous le seul angle du projet d'établissement. Nous traiterons donc plus de gestion stratégique que de gestion courante.

1. **Analyser un hôpital.** – Toute stratégie s'appuie sur une connaissance précise de l'établissement. Elle concerne cinq postes principaux : l'activité pour une clientèle à déterminer les ressources humaines, les finances, le patrimoine immobilier et mobilier et le système de gestion et d'information.

A) *Analyser l'activité et la clientèle*[1]

a) Les malades admis en urgence. – Seulement 10 % des malades admis au service d'urgence sont hospitali-

1. Même si le mot de marketing est encore tabou du fait de sa connotation agressive – on cherche à vendre –, c'est bien de cela dont il s'agit ici.

sés. L'information étant toujours onéreuse, celle collectée pour les « passages » en urgence est plus succincte que celle qui concerne les malades hospitalisés. L'absence d'information concernant le lieu d'habitation des patients utilisant le service des urgences d'un établissement au sein de la base du PMSI ne facilite pas l'identification d'un territoire spécifique du recours aux urgences hospitalières par la population. Pour pallier cette lacune, la méthode des barycentres, également dite « loi de Reilly », permet d'évaluer l'aire d'attraction théorique de l'établissement (ou polygone de Thiessen du pôle hospitalier). Cette loi n'est en fait rien d'autre qu'une transposition de la loi de l'attraction universelle d'Isaac Newton à la géographie hospitalière. Elle considère que l'attraction théorique d'un hôpital (ou d'un pôle hospitalier) est proportionnelle au nombre de passages dans chaque pôle hospitalier en concurrence (ou en complémentarité) et inversement proportionnelle au carré de la distance qui sépare les deux pôles hospitaliers. Sans trop entrer dans les détails, quatre étapes sont nécessaires à la mise en place des polygones de Thiessen. La première étape consiste à relever le nombre de passages au service des urgences de chaque site étudié ; la deuxième repose sur la mesure des distances (en temps ou en kilomètres) entre les sites environnant le centre hospitalier ; la troisième étape consiste à calculer les points de rupture entre les différents sites environnant cet établissement ; enfin, la quatrième s'emploie à définir les polygones de Thiessen en s'appuyant sur les points de rupture définis précédemment. C'est ainsi que l'aire d'attraction théorique actuelle des urgences de Lagny-sur-Marne, prise ici comme exemple, couvre 25 codes postaux, soit 260 000 habitants.

b) Les patients hospitalisés. – Il en est des patients comme des clients de toute institution, quand ils sont satisfaits, ils reviennent, quand ils ne le sont pas, s'ils le peuvent, ils vont ailleurs. Les patients votent donc aussi avec leurs pieds et ainsi plébiscitent ou, au contraire, rejettent un service. S'ils n'ont pas toujours le choix quand ils arrivent en urgence, ils l'ont pour les admissions dites « programmées ».

Carte 2. – **Zone d'attraction théorique des urgences de Lagny-sur-Marne**

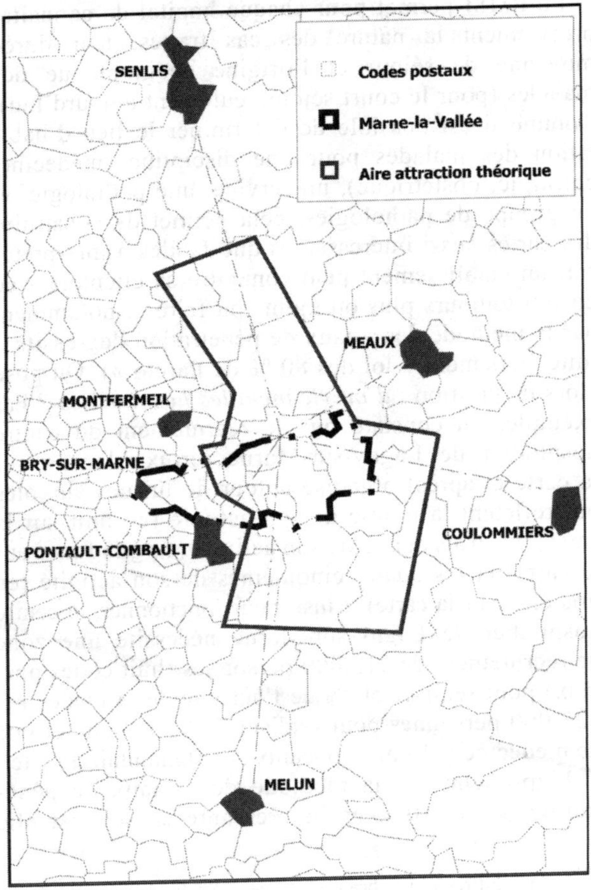

Il convient donc d'analyser le mode d'admission afin de distinguer les malades programmés, ceux qui ont choisi l'hôpital et les malades admis après un passage en urgence. Dans une spécialité donnée[1], plus le pourcentage de malades hors urgence est élevé, meilleure est la réputation du service.

Le PMSI permet pour chaque hôpital de connaître précisément la nature des cas traités, leur durée moyenne de séjour et l'origine géographique des malades (pour le court séjour seulement aujourd'hui). Comme il est possible de déterminer le lieu d'habitation des malades pour une discipline (médecine, chirurgie, obstétrique), un service, une pathologie ou un groupe de pathologies, cela permet de construire des cartes aussi intéressantes que faciles à interpréter car, un établissement peut connaître sa clientèle – ce qu'il a toujours plus ou moins pu faire –, notamment par la méthode des « taux de pénétration dégressifs » (dite également « loi des 80 % de Pareto »). On pose alors la question : *d'où viennent les hospitalisés ?* Par exemple, on constate que le recrutement du centre hospitalier de Lagny-sur-Marne (croix blanche sur la carte ci-après) organise autour de lui des auréoles qui reflètent la moitié de son activité (en noir sur la carte), les trois quarts de son activité (en gris foncé sur la carte) et les quatre cinquièmes de son activité (en gris clair sur la carte). Ainsi, pour fonctionner, le centre hospitalier de Lagny-sur-Marne nécessite une zone de recrutement de 213 000 personnes (huit codes postaux) pour réaliser 50 % de l'activité de la médecine, 425 000 personnes pour réaliser 75 % de son activité de médecine (11 codes postaux supplémentaires), etc.

L'approche par la méthode des « taux de pénétration dégressifs » est intéressante en soi, car elle

1. Ces chiffres varient beaucoup d'une spécialité à l'autre : certaines reçoivent beaucoup de cas en urgence, d'autres peu.

permet de connaître le poids des communes environnantes (ou codes postaux) dans l'activité de l'établissement. Toutefois, elle ne permet pas de connaître la « part de marché » réalisée par l'établissement dans son environnement immédiat. En effet, on ne sait pas combien de personnes des communes environnantes choisissent de se faire hospitaliser dans un autre établissement.

Carte 3. – **Zone de recrutement de l'activité médicale du centre hospitalier de Lagny-sur-Marne**

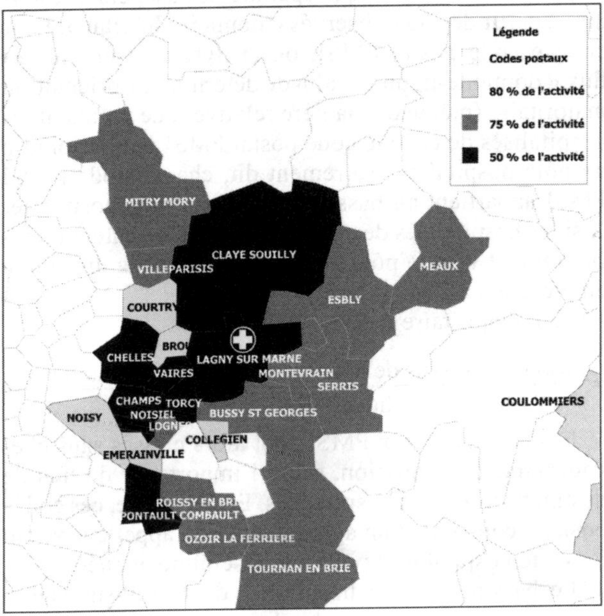

Aujourd'hui, grâce à la base PMSI, il est possible de savoir réellement pour chaque code postal « où vont les malades ». L'ensemble des flux « domicile-hôpital » convergeant en un point (un pôle hospitalier) constitue un bassin. Cette notion de « bassin » n'est pas récente, elle est largement utilisée en aménagement du territoire depuis 1978, notamment pour identifier les « bassins d'emploi » (méthode MIRABEL-INSEE). On peut légitimement s'étonner de la prise de conscience tardive de cette notion de bassin dans le domaine de la santé par rapport au domaine de l'emploi. En fait, l'explication de ce retard réside essentiellement dans l'absence de données suffisamment détaillées et exhaustives concernant les flux « domicile-hôpital » avant 1999.

Les bassins de santé hospitaliers se construisent en s'appuyant sur la pratique spatiale des usagers, c'est-à-dire à partir des flux observés « domicile-hôpital ». Pour chaque code postal PMSI, on analyse l'ensemble des flux « domicile-hôpital » afin de déterminer l'orientation majoritaire (même de manière relative) que prennent les hospitalisés de chaque code postal PMSI pour rejoindre un pôle hospitalier. Autrement dit, chaque code postal PMSI appartient au bassin de santé du pôle hospitalier X si les hospitalisés de cette commune s'orientent majoritairement vers le pôle hospitalier X dans la discipline étudiée, selon l'équation :

Lien majoritaire « domicile-hôpital »

$$= \frac{\text{hospitalisés issus de la zone A vers pôle hospitalier X}}{\Sigma\ (\text{hospitalisés zone A})}$$

Les codes postaux PMSI sont alors classés sans chevauchement ni omission, selon l'importance du lieu de destination de leurs hospitalisés. En définitive, ces codes postaux constituent un agrégat que l'on appelle « bassin de santé hospitalier » pour une discipline donnée.

Le bassin de santé hospitalier de Lagny-sur-Marne pour son activité médicale (hors séances de chimiothérapie, d'épuration rénale, etc.) s'étend sur 18 codes postaux et couvre 250 000 habitants. Connaissant ainsi une échelle géographique opérationnelle, il devient possible d'étudier la structure démographique de cette population, les parts de marché des établissements constituant le pôle hospitalier de Lagny-sur-Marne, etc.

Il peut y avoir plusieurs établissements dans un même bassin.

Carte 4. – **Bassin de santé hospitalier de Lagny-sur-Marne, activité médicale**

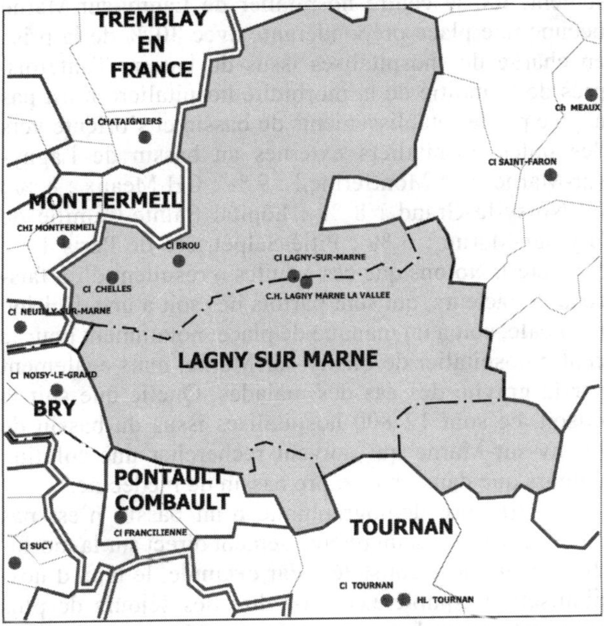

Légende

═ Limite départementale

• Centres hospitaliers

Codes postaux

Bassin de santé

À titre d'exemple, le pôle hospitalier constituant le bassin de santé hospitalier de Lagny-sur-Marne pour son activité médicale est composé de quatre établissements : le centre hospitalier et la polyclinique tous deux implantés à Lagny-sur-Marne et deux autres cliniques situées à Brou et à Chelles. Il est possible de connaître au sein de leur propre bassin les parts de marché de chaque établissement. Ici, le centre hospitalier de Lagny-sur-Marne occupe une place prépondérante avec 30 % de la prise en charge des hospitalisés issus du bassin. Toutefois, près de la moitié de la morbidité hospitalière n'est pas captée par les établissements du bassin et s'oriente vers des pôles hospitaliers externes au bassin de Lagny-sur-Marne (CH Montfermeil : 9 % ; CH Meaux : 8 % ; Cl Noisy-le-Grand : 8 % ; hôpital Sainte-Camille de Bry-sur-Marne : 6 % ; Pitié-Salpêtrière de Paris 13e : 5 %, etc.). Notons que ces « fuites » résultent d'un faisceau de facteurs, qui sont parfois liés soit à une décision médicale, soit à un manque de place, notamment pour le centre hospitalier de Lagny-sur-Marne, mais également par la gravité des cas des malades. Quelle que soit la raison, ce sont 12 800 hospitalisés issus du bassin de Lagny-sur-Marne qui doivent rechercher une solution ailleurs que dans leur propre bassin de médecine.

La structure démographique d'un bassin n'est pas anodine, car elle a un retentissement direct sur la morbidité hospitalière constatée. Par exemple, le taux d'hospitalisation complète, c'est-à-dire des séjours de plus de vingt-quatre heures, représente 65 hospitalisations pour 1 000 habitants pour l'activité médicale du bassin de Lagny-sur-Marne contre 95 hospitalisations pour la France, alors que le taux d'hospitalisation ambulatoire (41 hospitalisations ambulatoires pour 1 000 habitants), c'est-à-dire des séjours de moins de vingt-quatre heures (hors séances de chimiothérapie, radiothérapie, épuration rénale, etc.), est proche de la moyenne nationale (46 hospitalisations ambulatoires pour 1 000 habitants).

Graphique 5. – **Prise en charge de la morbidité hospitalière globale de l'activité médicale du bassin hospitalier de Lagny-sur-Marne***

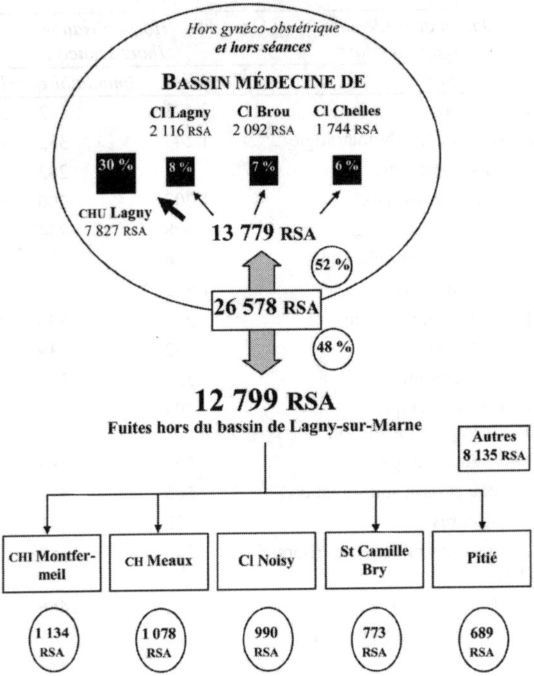

*RSA : résumé de sortie anonymisé.

c) Les malades admis en consultation « externe ». La consultation dite « externe » précède ou suit une hospitalisation. Elle joue un rôle important dans l'image, la réputation de l'hôpital, car c'est elle le plus souvent qui donne la première impression. En outre, elle est aussi, par le biais des médecins « attachés », le lien avec la médecine de ville et peut offrir des compétences très spécifiques à un petit nombre de malades sans toutefois créer un service hospitalier.

Tableau 6. – **Morbidité hospitalière par pôle d'activité médicale du bassin hospitalier de Lagny-sur-Marne**

Bassin de médecine de Lagny-sur-Marne	*Hospitalisation (hors séances)*		
Pôles d'activité	*Complète*	*Ambulatoire*	*Total*
AA – Digestif	2 473	1 193	3 666
AB – Orthopédie, rhumatologie	1 243	335	1 578
AC – Uronéphrologie	785	282	1 067
AD – Système nerveux	1 707	200	1 907
AE – Cardiologie	1 608	244	1 852
AF – Vasculaire périphérique	236		236
AG – Pneumologie	1 822	208	2 030
AH – ORL, stomatologie	1 290	796	2 086
AI – Ophtalmologie	92	39	131
AM – Hématologie	331	585	916
AN – Chimiothérapie, radiothérapie, transfusion	704		704
AO – Endocrinologie	563	296	859
AP – Peau et tissu sous-cutané	665	557	1 222
AQ – Brûlures	32	1	33
AR – Maladies infectieuses (hors VIH)	341	54	395
AS – Maladies VIH	62	466	528
AT – Transplantations d'organes, greffes de moelle	13	5	18
AU – Traumatismes multiples ou complexes graves	11		11
AV – Psychiatrie, toxicologie, intoxications, alcool	380	69	449
AW – Décès, transferts immédiats	65	187	252
AX – Autres prises en charge	11 708	4 715	6 423
AZ – Vasculaire interventionnel	215		215
Total	16 346	10 232	26 578
Taux pour 1 000 habitants	*65*	*41*	*106*

Sources : INSEE-RGP, 1999 ; PMSI, 2000.

Peu analysée, peu étudiée, elle reste encore le parent pauvre de l'analyse stratégique, à tort, car tout commence par ce premier contact et l'activité dite « externe », mal valorisée y compris d'un point de vue économique, joue un rôle central dans la prise en charge des malades.

Tableau 7. – **Coût et structure 2008 par grands postes de dépenses (en milliards d'euros)**

Charges	*Hôpital public*	*Hôpital Privé*
Charges directes		
Personnel médical	10,2 %	10,9 %
Personnel non médical	28,4 %	24,0 %
Charges médicales	10,7 %	13,9 %
Charges hôtelières	0,8 %	1,2 %
Amortissement	0,7 %	1,15 %
Total charges directes	*50,8 %*	*51,2 %*
Charges indirectes		
Logistique médicale	1,8 %	2,0 %
Services médico-techniques	24,3 %	23,7 %
Logistiques	18,3 %	18,5 %
Structures	4,7 %	4,6 %
Total charges indirectes	*49,1 %*	*48,8 %*
Total	**100 %**	**100 %**

Sources : ATIH – 2012.

Pour être exhaustive, l'analyse de l'activité de tout hôpital est complétée par une description détaillée de l'activité des services médico-techniques : laboratoire, imagerie, bloc opératoire, médecine nucléaire, radiothérapie… S'il arrive que ces services aient une clientèle propre, elle est dans la très grande majorité des cas induite par l'activité des services cliniques. Pour chacune de ces activités, il existe des nomenclatures permettant de décrire la nature de l'activité de ces services.

Tableau 8. – **Ventilation des emplois salariés dans le secteur hospitalier 2011, en milliers d'équivalents temps plein**

	Secteur public		*Secteur privé à but non lucratif*		*Secteur privé à but lucratif*		*Ensemble*	
CSP	*Effectifs*	*%*	*Effectifs*	*%*	*Effectifs*	*%*	*Effectifs*	*%*
Personnel administratif	95,9	12,6	18,2	15,7	19,2	14,5	133,3	13,2
Personnel soignant	515,7	67,9	78,4	67,6	101,2	76,5	695,3	69
Personnel éducatif et social	11,1	1,5	3,3	2,8	0,8	0,6	15,2	1,5
Personnel médico-technique	40,8	5,4	5,7	4,9	3,6	2,7	50,1	5
Personnel technique	96,1	12,6	10,4	9	7,5	5,7	114,0	11,3
Total	*759,6*	*100,0*	*116*	*100*	*132,3*	*100*	*1 007,9*	*100,0*

Champ : France métropolitaine et DOM.
Sources : DREES SAE, 2011.

L'ensemble des cartes, des tableaux et des analyses brièvement décrits ci-dessus permet de savoir, aujourd'hui enfin avec un bon degré de précision, qui est soigné dans chaque établissement et pourquoi.

B) *Analyser les ressources humaines.* – L'hôpital est une activité de service à très forte « valeur ajoutée », terme économique qui veut simplement dire que les achats extérieurs (produits médicaux, énergie, produits alimentaires…) sont limités (pour l'hôpital public à environ 30 % du budget annuel de l'établissement). Les dépenses de personnel représentent donc environ 70 %.

La structure moyenne de la masse salariale par grande catégorie de personnel est présentée ci-avant (tableau 8). Elle varie fortement d'un établissement à l'autre.

Dans ce domaine, depuis un demi-siècle, quelques grandes tendances se manifestent et perdurent :

– la double spécialisation, déjà soulignée : celle interne à la profession médicale (les facultés de médecine reconnaissent 57 spécialités[1]) et celle des autres professions et qualifications paramédicales et, plus généralement, hospitalières (de l'ordre de 150 « métiers » ou qualifications) ;

– une part croissante de la rémunération du personnel médical, signe à la fois de leur plus grand nombre et de l'amélioration très sensible de leur rémunération au cours des vingt dernières années[2] ;

– une qualification de plus en plus grande de l'ensemble du personnel ;

– l'apparition de nouvelles professions au sens où, traditionnellement, elles étaient peu hospitalières : ingénieurs, informaticiens, qualiticiens, logisticiens… ;

– le rôle croissant des cadres paramédicaux et, plus généralement, des cadres moyens dans le fonctionnement de l'institution.

Dans tous les hôpitaux du monde, la qualification, l'expertise, le savoir-faire couronné par un diplôme

1. Il y en a plus d'une centaine.

2. Philippe Ulmann, chapitre II, *in* Jean de Kervasdoué, *La Crise des professions de santé*, Paris, Dunod-La Mutualité française, 2003.

déterminent le rôle de chaque agent. Une infirmière n'est pas un médecin, et celle-ci ne pourra assurer des responsabilités médicales que si elle passe un diplôme de docteur en médecine. De ce point de vue, l'organisation hospitalière est plus rigide que celle de beaucoup d'entreprises où, en principe tout au moins, le plus modeste des agents peut devenir chef d'entreprise.

L'organisation hospitalière se fonde d'abord sur l'expertise, et ceci, en France comme à l'étranger. Toutefois, du fait du système de la fonction publique (les agents hospitaliers relèvent du titre IV de la fonction publique), les promotions internes à l'hôpital se font soit par l'ancienneté, soit en passant un concours qui permet à l'intéressé de changer de fonction ou de corps. La gestion du personnel est donc particulièrement contrainte par des règles statutaires complexes. La « gestion des ressources humaines » à l'hôpital n'est le plus souvent qu'une administration de règles d'une infinie complexité définies à l'échelon national[1]. Un agent a plus intérêt de se préparer à un concours que de se surpasser dans les tâches qui lui sont confiées.

Du point de vue stratégique, la ressource centrale de tout établissement de soins est la qualification du corps médical : c'est d'elle que vont dépendre d'abord les soins qui sont offerts.

L'analyse stratégique de l'établissement portera donc sur la qualification de chacun des praticiens, comme sur la complémentarité technique de tous et la capacité de l'ensemble à faire équipe. Si chaque établissement joue un rôle dans le recrutement de ses praticiens, une fois un praticien recruté, le chef d'établissement et le président de la CME disposent de relativement peu

1. Jean-Marc Bonmati, *Les Ressources humaines à l'hôpital. Un patrimoine à valoriser*, Paris, Berger-Levrault, 1998.

de moyens pour inciter, y compris financièrement, les membres de l'équipe médicale.

Au-delà de ce constat général, si certains établissements, dans certaines régions, ne manquent pas de candidats aux postes médicaux et paramédicaux (la Bretagne ou la Provence par exemple), ce n'est pas le cas de tous. Certaines régions, comme le Nord-Pas-de-Calais, sont moins recherchées, mais elles restent juridiquement dans l'impossibilité de proposer d'éventuelles incitations financières pour pallier leurs difficultés de recrutement : le statut de la fonction publique hospitalière fait en effet l'hypothèse (démentie chaque jour) que le marché de l'emploi est le même sur tout le territoire national.

Toutefois, là encore, une gestion des ressources humaines reste possible. Elle doit se faire au cas par cas et donc être décentralisée. Elle doit veiller notamment à repérer et tenter de préserver les éléments les plus dynamiques et à former les futurs cadres. Cette tâche est d'autant plus essentielle que, durant les vingt prochaines années, il est à prévoir une pénurie de main-d'œuvre qualifiée dans toute l'économie française. Elle sera particulièrement accentuée dans le secteur de la santé où la demande ne cessera de croître du fait du vieillissement de la population, mais surtout du comportement des générations nées après la guerre de 1939-1945 à l'égard de leur santé. Avoir des cadres et des praticiens qualifiés sera la condition de survie de beaucoup d'établissements.

C) *Analyser la situation financière de l'établissement.* Il convient de distinguer la situation financière d'un hôpital de ses performances économiques. La situation financière de chaque hôpital varie. Une situation saine se caractérise par équilibre entre recettes et dépenses, un endettement mesuré, voire faible, un strict encadrement des dépenses, une complète application des lois sociales, une absence d'engagement « hors bilan », c'est-à-dire de dettes qui ne sont pas comptabilisées, mais qu'il faudra honorer... Un établissement financièrement sain est plus libre de sa stratégie qu'un établissement qui, en dépit de toutes les instructions, dépasse[1] les crédits qui lui sont alloués. En effet, dans ce cas, il devra dépendre de sa tutelle, l'agence régionale de santé, pour la mise en place du moindre projet.

D'un point de vue économique et non plus financier, ce qui est nouveau est l'importance des ressources et donc de l'activité qui doit couvrir les dépenses. La logique a changé. L'hôpital ne cherche plus des recettes pour couvrir des dépenses mais doit, ou tout au moins devrait, adapter ses dépenses à ses recettes. Soulignons toutefois, du fait des lourdes contraintes sociales, la grande difficulté d'ajuster le principal pôle de dépenses (environ 70 %) que sont les dépenses de personnel. En effet, les départs permettant des réallocations de moyens, et de nouveaux recrutements se constatent plus qu'ils ne se décident à l'hôpital public.

D) *Le patrimoine immobilier et mobilier.* – Toute analyse stratégique doit permettre de définir les investissements à réaliser en priorité. Les investissements concernent soit le ou les bâtiment(s) (investissement immobilier), soit les équipements médicaux, informatiques, hôteliers et administratifs (investissements mobiliers). Dans les hôpitaux français, le partage entre mobilier et immobilier est proche de 50 %.

1. Le dépassement de crédits est une notion française, impensable dans les pays anglo-saxons. Dans un hôpital britannique, si l'on sent que les crédits vont être dépassés, les médecins retardent la prise en charge des malades qui, cliniquement, peuvent attendre.

Le choix des investissements est toujours délicat et donne lieu à des conflits, car naturellement, chaque responsable d'unité estime que ses investissements sont indispensables et donc prioritaires. Les décisions d'investissements doivent traduire clairement la stratégie de l'établissement. Remarquons que le rapport de force interne conduit à préférer le moyen terme (investissement mobilier et notamment l'équipement médical) au long terme (investissement immobilier). Après une vague de construction, allant de la fin des années 1960 à celle des années 1970, on a ensuite beaucoup moins construit en France. Mais les plans gouvernementaux : « Hôpital 2007 », puis « Hôpital 2012 » ont mis à la disposition des établissements publics et privés des subventions pour accompagner la nécessaire modernisation des établissements hospitaliers. Cependant, les subventions n'ont pas suffi, les établissements ont emprunté ; aussi la Cour des comptes considère-t-elle en 2014 que « le niveau atteint par l'endettement hospitalier au terme de ces dix années de croissance (2002-2012) apparaît critique ». Il était de 29,2 milliards d'euros, fin 2012.

La France cependant investit, et son patrimoine hospitalier cesse de se détériorer, mais la demande d'équipements s'accroît chaque jour, et l'informatisation est onéreuse. Même si le taux de vétusté moyen des établissements hospitaliers baisse pour atteindre 51,4 % en 2009, ce taux demeure élevé, et les établissements français n'investissent pas suffisamment pour suivre les formidables (et très onéreuses) innovations mondiales en la matière.

E) *Le système d'information et de gestion hospitalier.* – Dans le monde entier, l'hôpital évolue sous la pression de deux facteurs principaux : le développement des connaissances et des techniques médicales d'une part, l'exigence croissante de la population d'autre part. Elle réclame, dans ce secteur comme dans d'autres, une qualité de plus en plus grande du service offert, ce qui concerne non seulement la qualité des soins, mais aussi la qualité de l'accueil, de l'hébergement, des repas, des formalités financières et administratives. Cet impératif de la qualité est en outre renforcé en France par la concurrence de fait que se livrent entre eux les établissements tant à l'intérieur du secteur public qu'entre secteur public et privé. Chacun de ces facteurs a des conséquences importantes sur l'évolution des systèmes d'information hospitaliers.

L'évolution des connaissances a en effet pour contrepartie inéluctable la spécialisation des tâches. Il y avait cinq spécialités médicales en 1945, il y en a aujourd'hui, officiellement, plus de cinquante, et la reconnaissance administrative est en retard par rapport à la pratique constatée.

Les organisations comme les êtres vivants répondent à cette spécialisation en mettant en place des mécanismes de coordination.

Quand on regarde l'évolution des êtres vivants, des protozoaires jusqu'aux mammifères, on voit qu'il y a eu simultanément spécialisation des organes et coordination accrue par le système endocrinien et le système nerveux central et périphérique.

Le pendant organisationnel est le système d'information qui se doit de fournir les outils de pilotage pour coordonner l'ensemble des unités des institutions hospitalières.

Les informations nécessaires croissent avec le nombre de fonctions à coordonner. Ces fonctions sont de plus en plus nombreuses. Le système d'information doit aujourd'hui rattraper cette transformation de la production. Car, si l'on utilise le même mot « hôpital » pour décrire les institutions des années 1940 et celles d'aujourd'hui, la réalité a bien changé.

Quant à la qualité, on l'oppose bien à tort à toute évolution quantitative. Certes, tout ne se mesure pas simplement, mais les entreprises du secteur industriel ont mis au point des mesures quantitatives de la satisfaction de leurs clients, des taux de défauts dans la fabrication de composants, des taux d'erreurs dans les bulletins de paye ou dans les factures.

La qualité se mesure aussi. C'est l'objectif « zéro défaut » des cercles de qualité qui, certes, existent à l'hôpital mais qui n'ont pas toujours de données objectives pour pouvoir véritablement travailler et ensuite agir. Les systèmes d'information doivent tenir compte de cet objectif « qualité ».

Il convient de noter que le système d'information est distinct du système informatique, toutes les informations ne devant pas nécessairement être recueillies ou traitées par des ordinateurs : dans de nombreux cas, des systèmes manuels sont plus performants. L'informatique ne joue un rôle primordial que quand il y a de très grandes quantités de données à traiter et/ou quand les traitements sont trop complexes.

Pour gérer un hôpital, il convient de bâtir un système de gestion. Les composantes du système sont partout les mêmes, ce qui ne veut pas dire qu'elles sont présentes dans chaque établissement. Certaines fonctions ne sont pas gérées. Elles devraient l'être néanmoins, que le support soit traditionnel ou que l'on fasse appel à l'informatique.

Le lecteur trouvera ci-après l'ossature d'un système de gestion et ses principales fonctionnalités.

Approche du système de pilotage ou de gestion dans un établissement hospitalier

Le système de pilotage d'un établissement hospitalier peut être décomposé en quatre sous-systèmes correspondant à des préoccupations de gestion différentes. Elles doivent néanmoins être intégrées.

1/ *La gestion de l'établissement dans son environnement* : **la gestion des moyens de production. Pour fonctionner, un établissement doit :**

- obtenir les ressources nécessaires à son fonctionnement interne : ressources financières, humaines, biens et services qui ne sont pas produits en interne ;
- se positionner sur le marché sanitaire et social afin de développer une clientèle et des produits. Il le fait en créant des lits, des services, etc. ;
- répondre aux obligations réglementaires contractuelles ou institutionnelles (tutelle, conseil d'administration…).

Les outils permettant de répondre aux besoins de ce niveau de pilotage sont principalement :

- la comptabilité générale ;
- la gestion des ressources humaines (recrutement, salaires, formation…) ;
- la gestion des ressources financières (dotation globale, facturation, tiers payant, gestion de la trésorerie, gestion des amortissements…) ;
- la gestion des biens et services (fournisseurs, gestion économique…) ;
- la gestion du patrimoine.

Ce sont donc des outils de gestion de moyens de production. Ils existent dans la plupart des établissements.

2/ *La gestion interne de l'établissement et de ses unités de production.* **Elle se définit par :**

- la structuration fonctionnelle et organique des activités de l'établissement en unités de gestion, pôles, services, centres de responsabilité, selon le vocable employé ;

– la coordination de ces structures et le suivi de cette coordination ;
– l'affectation des ressources humaines, matérielles et financières aux différentes structures en fonction des indicateurs d'activités et des contraintes financières.

Les fonctions du système permettant de répondre aux besoins de ce niveau de pilotage sont principalement :
– les tableaux de bord donnant des indications physiques des moyens mis en œuvre et de leur qualité ;
– la comptabilité analytique par fonctions et unités de gestion, services, centres de responsabilité permettant avec les tableaux de bord de fournir des indications de productivité ;
– la gestion des ressources humaines (remplacement, réaffectation, planning) ;
– la gestion des biens et services (consommables, hôtellerie, entretien, stock).

La difficulté dans cette gestion interne n'est pas l'affectation des ressources en comptabilité analytique. Cette voie est maintenant bien connue des établissements et est soit existante, soit en cours de réalisation. Ce qui semble aujourd'hui plus problématique est la mesure physique de la production tant quantitativement que qualitativement. En effet, si l'on sait combien de 'B' (le 'B' est un indicateur de complexité de l'acte biologique) fabrique un laboratoire de biologie, la nature des actes commandés par service prescripteur est souvent mal connue.

3/ *La gestion des malades.* **Elle se définit par :**

– la connaissance de chaque malade ;
– la description des moyens mis en œuvre pour le soigner ;
– le devenir à la sortie de l'institution.

Les supports de cette gestion sont :

- le dossier administratif et la facturation ;
- le dossier médical et le dossier de soins ;
- la comptabilité analytique par GHM.

Le dossier administratif et financier s'est beaucoup appauvri depuis la disparition de la masse des honoraires, et on ne connaît pas toujours la cotation des actes mis en œuvre pour soigner chacun des malades ; quant au dossier médical et au dossier de soins, ils sont de qualité variable d'un service à l'autre ou d'un établissement à l'autre, et rarement exploités de manière systématique.

Peu d'établissements peuvent répondre aujourd'hui à toutes les questions ci-dessous :

- qui sont mes malades ? (origine géographique, âge, sexe, etc.) ;
- quels médecins ou institutions hospitalières me les ont adressés ?
- Quelles sont les pathologies que je soigne ? Comment ? À quel coût ?
- Quel est le degré de satisfaction de mes malades ?
- Quels sont mes indicateurs de qualité (chutes, infections, etc.) ?

Il est difficile, sans réponse à ces questions, d'orienter l'évolution de l'établissement et d'en améliorer les services rendus.

4/ *La gestion des processus de production.* **Elle se définit dans le cas de production de soins par :**

- l'obtention des informations permettant d'effectuer le processus de soins (commande d'examens, diagnostics ou prescriptions thérapeutiques, etc.) ;
- la planification des actes à effectuer pour un malade donné ;

– la mise en œuvre de ressources permettant la réalisation de ces actes ou la commande des actes qui ne sont pas effectués par l'unité considérée ;
– la commande des biens ou services directement nécessaires au processus de production : médicaments, transport… ;
– le suivi des réalisations de ces actes ;
– la coordination des acteurs participant au processus de soins (consignes, lettres aux médecins traitants) ;
– l'évaluation quantitative et qualitative du processus de production.

Les éléments du système permettant de répondre aux besoins de ce type de pilotage sont principalement :

– le dossier du malade (dossier médical, dossier de soins) ;
– la gestion des commandes de biens ou de services,
– la comptabilité analytique par GHM ;
– la gestion du secrétariat médical (rendez-vous, lettres aux médecins traitants, etc.) ;
– le suivi de la qualité des prestations (temps d'attente, temps de retour d'un résultat d'analyse, etc.).

Certains outils ont ainsi plusieurs fonctions. Le système d'information définit la nature des données collectées, mais aussi et surtout, leur traitement vis-à-vis d'objectifs bien particuliers.

Les logiciels hospitaliers offerts par le marché concernent principalement la gestion des moyens et des unités de production. En revanche, ils n'abordent pas ou peu la gestion médicale du malade et la gestion du processus de soins. Les raisons à cela sont, d'après nous, les suivantes :

– une prise de conscience « nouvelle » du fait que le pilotage du processus de soins est stratégique dans un établissement hospitalier, tant sur le plan de la qualité des soins que sur le plan économique ;

– la difficulté relative de définir le système d'information nécessaire à la gestion de ces processus : modélisation du patient (ses états successifs), représentation des prestations fournies en qualité et en quantité, impact de ces prestations sur le patient ;

– le nombre important de professionnels différents participant au processus de soins, induisant une coordination complexe de ce processus : chaque professionnel ayant des objectifs et un langage spécifiques ;

– le fait que les outils informatiques correspondants devraient être des aides et non des contraintes pour ces professionnels et s'insérer harmonieusement dans l'organisation du travail de chaque unité.

La gestion médicale des malades et du processus de soins, sous tous ses aspects, implique donc :

– une démarche concertée de tous les professionnels d'un établissement hospitalier pour définir des objectifs communs et spécifiques, les critères de pilotage du processus de soins et les mécanismes de coordination ;

– la définition du système d'information permettant d'aider à la production des soins et de piloter le processus de soins ;

– la mise en place de ce système d'information global et cohérent dans l'organisation du travail avec l'apport ou non d'outils informatiques.

Cette démarche n'aboutira que progressivement. Elle demande d'être complète, ce n'est qu'à terme qu'elle deviendra précise. Il nous paraît en effet préférable d'avoir un système grossier mais complet plutôt qu'un système détaillé mais qui ne touche pas des pans entiers du système de gestion.

Cela signifie-t-il que le processus de soins ne pourra être géré qu'à l'issue de cette démarche ?

Nous ne le pensons pas ; il est en effet possible de mettre en place un système d'information minimum, mais néanmoins probant, qui permette d'appréhender le processus de soins.

Pour cela, il faut éviter deux écueils :

– imposer un système aux professionnels tant que ceux-ci ne l'ont pas décidé dans le cadre d'une démarche concertée ;

– perturber l'organisation du travail tant que celle-ci n'a pas été redéfinie pour, à la fois, effectuer les prestations concourant aux soins et participer au système d'information permettant d'aider à la production des soins et de piloter le processus.

Cette double préoccupation de gérer le processus de soins sans attendre le système d'information global et cohérent conduit à élaborer une démarche qui se concrétise en recueillant :

– en aval de la production, les informations concernant le processus de soins de chaque patient ;

– la description du processus « idéal », défini par l'équipe qui en a la responsabilité.

Le système d'information et l'outil informatique peuvent alors évoluer selon la finesse du pilotage choisi par les intéressés.

Ce type d'outil permet de restituer aux professionnels toutes les informations, sous une forme qu'ils auront choisie et, ce faisant, de connaître leur activité et leur clientèle sous les aspects quantitatifs et qualitatifs. Il est à l'interface de l'activité médicale et des questions financières. Il permet de suivre et d'expliquer les conséquences de toute évolution d'activités.

La définition et la mise en place d'un système d'information permettant d'aider à la production et de piloter le processus de soins sont des enjeux majeurs dans la gestion des établissements hospitaliers. L'hôpital a pour principe que le patient et les prestations qu'il reçoit sont le centre de l'activité et donc du système de gestion. Il y a par conséquent nécessité d'une coordination multiprofessionnelle pour répondre à une spécialisation inéluctable.

Le système d'information doit également permettre une meilleure utilisation des ressources et une plus grande satisfaction de la clientèle et des correspondants. Comme les exemples étrangers le montrent, *on peut ainsi accroître simultanément la qualité et l'activité.*

F) *La certification et la qualité des soins.* – Si les procédures d'élaboration du plan stratégique et les procédures de certification sont distinctes, la stratégie d'un établissement de soins ne peut plus se concevoir sans avoir en perspective la certification de l'établissement. De quoi s'agit-il ?

Prévu par l'ordonnance n° 96-346 du 24 avril 1996, ce qui, à l'origine, s'appelait « accréditation » est obligatoire[1] pour tous les établissements de santé. Elle est conduite par la Haute Autorité de santé (HAS). Il s'agit, à ce stade, de vérifier non pas tant la qualité intrinsèque de l'établissement, mais si celui-ci a mis en place des procédures qui sont considérées comme étant des conditions nécessaires de la qualité comme, par exemple, la nature concrète du dossier médical. Cette procédure est assez proche dans l'esprit des procédures menées dans l'industrie.

Après s'être autoévalué à partir des documents élaborés par la HAS, l'établissement demande à cette agence de lui envoyer des « experts ». Ils vont examiner si l'établissement a effectivement élaboré et surtout mis en œuvre les méthodes d'organisation et de mesure de satisfaction des patients. Ils rédigent ensuite un rapport

1. Articles L. 6113-1 et L. 6113-2 du Code de la santé publique.

qui est envoyé à l'établissement dans un délai de deux mois. Celui-ci peut répondre. Le collège d'accréditation de la HAS se prononce alors et propose des recommandations à l'établissement avec un calendrier de mise en œuvre.

Le résultat de l'accréditation de tout établissement est public et accessible par Internet.

2. **Du bilan au projet : bâtir une stratégie**

A) *Comment répondre à la demande des malades de demain ?* – L'essentiel du projet va se construire à partir de l'analyse de la demande de soins. Le bilan permet de connaître la situation actuelle, mais il convient de se projeter dans l'avenir. Il est aujourd'hui possible de simuler les conséquences du vieillissement de la population sur la demande de soins à 10, 15, 20 ou 30 ans.

Carte 5. – **Projection du nombre de lits en Bourgogne**

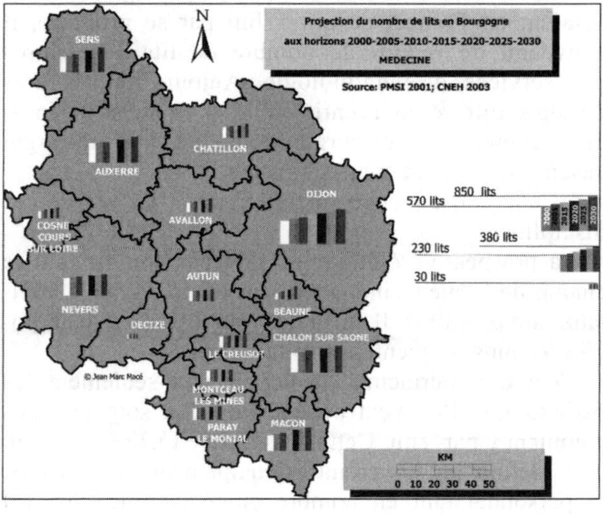

Par exemple, un travail réalisé dans la région Bourgogne en tenant compte d'un scénario « toutes choses étant égales par ailleurs » montre la nécessité de prévoir la création de lits de médecine dans certaines zones, mais de diminuer dans la même période les lits d'obstétrique dans d'autres zones.

Il est également nécessaire d'étudier les éventuelles conséquences des récentes découvertes médicales. Il n'est pas besoin pour cela d'être devin, car si personne ne peut connaître aujourd'hui les découvertes de demain, chacun peut étudier les pratiques des meilleurs cliniciens et voir en quoi elles diffèrent des pratiques de l'établissement. Par exemple, il y a trente ans, la durée moyenne de séjour pour une opération de la cataracte, dépassait six jours dans les établissements français, or nous savions qu'à l'époque, en Amérique du Nord, la moitié des interventions de ce type étaient réalisées en hôpital de jour. Elles étaient tout aussi efficaces, plus confortables pour le patient et moins onéreuses. Si ces pratiques se diffusaient en France, ce qui a fini par se produire, il convenait de réduire le nombre de lits nécessaires des services d'ophtalmologie. Aujourd'hui, la cardiologie dite « interventionnelle » se substitue progressivement à la chirurgie cardiaque, à la chirurgie vasculaire et à la neurochirurgie…, ce qui a également une conséquence sur l'activité et les lits de ces disciplines.

La prospective clinique ne doit pas couvrir tout le champ de la médecine, sauf pour les très grands hôpitaux universitaires. Il suffit de s'intéresser aux pathologies les plus fréquentes hospitalisées.

Ceci doit permettre de définir non seulement les patients que l'on veut ou que l'on doit soigner, mais comment y parvenir. Cette prospective réalisée, on peut alors définir les lits et autres équipements nécessaires, le personnel tant en nombre qu'en qualification, les investissements qui, le cas échéant, peuvent accompagner ce développement.

B) *Les moyens du projet.* – L'analyse des ressources humaines, des « consommables » et des investissements débouche sur un budget prévisionnel et des besoins financiers. Quand les moyens manquent, et c'est toujours le cas, l'établissement peut rechercher de nouveaux moyens, redéfinir ses projets[1] ou, et toujours en dernier lieu, réduire ses ambitions.

Il convient également à ce stade d'entamer une négociation avec les autres acteurs de la zone géographique : médecine de ville, autres institutions sanitaires et aussi parfois institutions sociales, pour ce qui est notamment de la prise en charge des personnes âgées. Il importe de s'assurer en effet qu'il n'y a pas double emploi et que d'autres, plus efficacement, ne désirent pas atteindre les mêmes objectifs.

C) *L'approbation du projet : l'hôpital dans son environnement administratif.* – Bien entendu, et très en amont, des discussions se sont engagées avec la tutelle régionale. Elle aura le plus souvent fixé un cadre à l'établissement qu'il lui conviendra de préciser. C'est avec elle que le projet sera discuté et, le cas échéant, approuvé, dans le cadre des instructions qu'il aura reçues de l'échelon ministériel. Car l'établissement ne décide jamais seul ; et son conseil d'administration, nous l'avons vu, ne donne qu'un avis. C'est le directeur de l'ARS qui, après une longue procédure et des négociations difficiles, approuvera le projet d'établissement.

La vie d'un établissement est donc une dynamique qui intéresse tous les acteurs, même si en France, nous

1. Un lit hospitalier public coûte environ deux fois plus cher qu'un lit d'établissement privé à but lucratif.

l'avons vu dans la première partie de cet ouvrage, existent de nombreuses forces centrifuges, pour l'essentiel des forces corporatistes, qui rendent difficiles l'aboutissement de ces projets et même, la condition nécessaire à tout progrès : la simple implication des acteurs.

CONCLUSION

Venu des premiers instants de la chrétienté, l'hôpital n'est pas une institution menacée de disparition, il nous survivra et survivra à nos enfants. En revanche, il est en mutation permanente, du fait des découvertes médicales et des idées, projets et croyances de nos gouvernants. Les textes qui l'organisent datent pour certains du gouvernement de Vichy (1943), pour d'autres des débuts de la Ve République (1958) ou des années 1970, époque où la médecine était moins complexe, moins spécialisée, qu'aujourd'hui.

En 2003, le système de planification s'est à nouveau transformé. La carte sanitaire n'existe plus. Le pouvoir planificateur est passé en totalité dans les mains de l'État, même si celui-ci doit négocier à l'occasion de l'élaboration des SROS (schémas régionaux d'organisation sanitaire). Cette réforme déjà peu libérale a au moins l'avantage d'être simple et claire.

La tarification à l'activité se met en place en 2004 et devient la modalité essentielle de financement en 2011, année où l'on assiste également à un début de convergence des tarifs entre le public et le privé. Ils étaient promis, il y a quarante ans ! Il n'est jamais trop tard.

Des réformes organisationnelles ont eu lieu en 2004 : les pôles sont devenus l'unité de base à la place des services.

Alors que la tendance était d'offrir plus d'autonomie, plus de souplesse aux instances locales, il y a eu un renversement de tendance et une prise en main absolue par l'État du secteur hospitalier qui soit rentre dans le rang des services déconcentrés, soit devient, pour les établissements privés, un ensemble de « fermiers » de l'ARS, tant le contrat qui unit les établissements à cette agence ressemble à un contrat de fermage. La loi HPST (2009) n'a non seulement rien de libéral, mais l'hôpital perd *de facto* son autonomie, se coule dans un immense appareil d'apparence bureaucratique, mais de réalité politique.

Nous n'avons pas évoqué dans ce texte deux nouveaux acteurs qui indéniablement pèsent de plus en sur l'hôpital : les tribunaux et la presse. Les Français apprennent les termes de « maladie nosocomiale ». Ils ne sont pas nouveaux. Rien n'indique que ces maladies sont plus fréquentes aujourd'hui qu'hier, mais les tribunaux s'en saisissent, et la presse en parle. On pourrait se féliciter de cette plus grande transparence, on peut aussi craindre qu'elle ne rende la vie des soignants impossible. Toutes les maladies nosocomiales ne sont pas évitables. La lutte contre l'infection hospitalière est une lutte de tous les instants, mais les humains sont porteurs de leurs propres germes, et il arrive qu'ils s'auto-infectent. Néanmoins, les tribunaux peuvent poursuivre. Cette évolution annonce le début d'une médecine « défensive », où les actes sont prescrits parce que tel ou tel responsable pourra être un jour poursuivi. Cette médecine est onéreuse, mais elle peut aussi devenir, à terme, une médecine inhumaine, car les médecins finiront par ne prendre de responsabilité que si le patient signe une décharge en cas de poursuite éventuelle (cette tentative n'a aucune valeur juridique, mais emprisonne le patient et sa famille).

L'hôpital est une institution moderne par excellence, au sens où il est le reflet des valeurs, des savoirs, des techniques et de l'économie de l'époque et du lieu. Plus que d'autres, il requiert des transformations, plus que d'autres, il est difficile, car sa raison d'être est au cœur de ce qui fait une société humaine, c'est-à-dire la manière de prendre en charge les plus fragiles et d'accompagner ceux dont la vie se termine. Mais cet humanisme essentiel s'accommode souvent mal d'une bureaucratie qui prétend tout prévoir et tout contrôler. La vertu, au sens grec du terme, ne se réduit pas à des textes.

BIBLIOGRAPHIE

Allal Patrick, Fraisseix Patrick, Guilhemsans-Cabal Marie-Françoise et Saillard Marie-Odile, *Droit hospitalier. Établissements de santé, institutions sociales et médico-sociales*, Paris, Puf, 2003.

ANAP, *La Loi HPST à l'hôpital. Les clés pour comprendre*, Paris, 2010.

Bonmati Jean-Marc, *Les Ressources humaines à l'hôpital. Un patrimoine à valoriser*, Paris, Berger-Levrault, 1998.

Kervasdoué Jean (de), *La Crise des professions de santé*, Paris, Dunod et La Mutualité française, 2003.

–, *Très cher santé*, Paris, Éd. Perrin, 2009.

–, *Le Carnet de santé de la France 2009*, dossier Comparaisons internationales, « Rapport publié sous l'égide de la Mutualité française », sous la direction de Jean de Kervasdoué, FNMF/Dunod 2009.

–, *Le Carnet de santé de la France 2006*, dossier Informatique et santé « Rapport publié sous l'égide de la Mutualité française », sous la direction de Jean de Kervasdoué et Rémi Pellet, FNMF et Dunod, 2006.

Mintzberg Henry, *Structure et dynamique des organisations*, Paris, Éditions d'Organisations, 1986.

Peljak Dominique, *Le Droit budgétaire des établissements publics de santé*, Paris, Les Études hospitalières, 2003.

Stingre Didier, *Le Service public hospitalier*, Paris, Puf, coll. « Que sais-je ? », 2012.

Rochaix Maurice, *Les Questions hospitalières de l'Ancien Régime à nos jours*, Paris, Berger-Levrault, 1996.

Vasseur Véronique, *Médecin chef à la prison de la Santé*, Paris, Éditions du Cherche Midi, coll. « Documents », 2000.

TABLE DES MATIÈRES

Mis en pages et imprimé en France
par JOUVE
1, rue du Docteur Sauvé, 53100 Mayenne
mars 2015 - N° 2196618R

JOUVE est titulaire du label imprim'vert®